N. Janz, R. Beyschlag

Seniorengymnastik

Nicolas Janz, Ruth Beyschlag

Seniorengymnastik

Bewegung und kleine Spiele

11. Auflage

ELSEVIER

ELSEVIER
Hackerbrücke 6, 80335 München, Deutschland
Wir freuen uns über Ihr Feedback und Ihre Anregungen an books.cs.muc@elsevier.com

ISBN 978-3-437-27722-1
eISBN 978-3-437-18039-2

Wichtiger Hinweis für den Benutzer
Ärzte/Praktiker und Forscher müssen sich bei der Bewertung und Anwendung aller hier beschriebenen Informationen, Methoden, Wirkstoffe oder Experimente stets auf ihre eigenen Erfahrungen und Kenntnisse verlassen. Bedingt durch den schnellen Wissenszuwachs insbesondere in den medizinischen Wissenschaften sollte eine unabhängige Überprüfung von Diagnosen und Arzneimitteldosierungen erfolgen. Im größtmöglichen Umfang des Gesetzes wird von Elsevier, den Autoren, Redakteuren oder Beitragenden keinerlei Haftung in Bezug auf jegliche Verletzung und/oder Schäden an Personen oder Eigentum, im Rahmen von Produkthaftung, Fahrlässigkeit oder anderweitig, übernommen. Dies gilt gleichermaßen für jegliche Anwendung oder Bedienung der in diesem Werk aufgeführten Methoden, Produkte, Anweisungen oder Konzepte.

Für die Vollständigkeit und Auswahl der aufgeführten Medikamente übernimmt der Verlag keine Gewähr.
Geschützte Warennamen (Warenzeichen) werden in der Regel besonders kenntlich gemacht (®). Aus dem Fehlen eines solchen Hinweises kann jedoch nicht automatisch geschlossen werden, dass es sich um einen freien Warennamen handelt.

Bibliografische Information der Deutschen Nationalbibliothek
Die Deutsche Nationalbibliothek verzeichnet diese Publikation in der Deutschen Nationalbibliografie; detaillierte bibliografische Daten sind im Internet über http://www.d-nb.de/ abrufbar.

19 20 21 22 23 5 4 3 2 1

Um den Textfluss nicht zu stören, wurde bei Patienten und Berufsbezeichnungen die grammatikalisch maskuline Form gewählt. Selbstverständlich sind in diesen Fällen immer Frauen und Männer gemeint.

Planung: Regina Papadopoulos, München
Projektmanagement: Martina Gärtner, München
Redaktion: Dr. Nikola Schmidt, Berlin
Satz: abavo GmbH, Buchloe
Druck und Bindung: Drukarnia Dimograf Sp. z o. o., Bielsko-Biała/Polen;
Umschlaggestaltung: Spiesz Design, Neu-Ulm
Titelfotografie: Werner Krüper, Steinhagen

Aktuelle Informationen finden Sie im Internet unter **www.elsevier.de**

Geleitwort

Als ich Nicolas Janz im Jahr 2013 kennenlernen und mit ihm arbeiten durfte, war ich beeindruckt von der Ernsthaftigkeit und der Vielzahl seiner Ideen, die er als Gesundheitslehrer erwog und umsetzte. Sein Bestreben und sein Ziel war es stets, dass Menschen in höherem Lebensalter durch Bewegung ihre Gesundheit erhalten und fördern können. Desto mehr freut es mich, dass Nicolas Janz heute dieses Buch, basierend auf dem Konzept und Ideen von Renate Beyschlag, zu dieser Zielsetzung vorlegen kann.

Die altersdemografische Entwicklung verändert unsere Welt und das gesellschaftliche Miteinander aktuell stark. Wir können uns heute eine Gesellschaft mit einem derart hohen prognostizierten Anteil alter Menschen noch nicht oder nur vage vorstellen. Mit dem „Älterwerden-Dürfen“ steigt bei uns allen gleichzeitig die Angst oder Sorge vor eingeschränkter Mobilität und Bewegungsunfähigkeit, vor Krankheit, vor zunehmender individueller altersbedingter Unselbständigkeit und vor der Abhängigkeit von pflegenden Personen, also vor einem potenziellen Alterspflegebedarf.

Wir wissen aus der geriatrischen, aber auch gerontologischen Forschung, dass die Gesundheit im Alter vielfältig beeinflussbar ist. Dazu zählen neben individuellen biografischen Parametern auch biologische, verhaltensbezogene, psychische, soziale und medizinische Faktoren. Diese Beeinflussbarkeit stellt eine große Chance für das Leben im Alter in Gesundheit dar. Unser Wissen, aber auch Forschungsergebnisse, weisen darauf hin, dass uns gezielte Bewegung im Alter darin unterstützen kann, so lange wie möglich ein selbstbestimmtes und selbstständiges Leben zu führen und Krankheit zu vermeiden oder die Genesung zu beschleunigen.

Während Bewegung ein gesellschaftliches Miteinander überhaupt ermöglicht und fördert, erweist sie sich für die individuelle Kommunikation und die kulturelle und soziale Teilhabe ebenso elementar. Bewegung ist alles, Bewegung ist Leben, ohne Bewegung ist nichts! Bewegung ist das Maß der Dinge, auch in medizinischer Sicht – sei es in Prävention, Therapie oder in der Rehabilitation. Wir wissen heute: Bewegung wirkt den altersbedingten Gesundheitsproblemen nachhaltig auf allen Ebenen entgegen. Bewegung stärkt das Herz-Kreislauf-System und die Knochenstruktur, schützt vor gefährlichen Stürzen und Brüchen und wirkt Rezidiven entgegen, selbst beim Schlaganfall. Bewegung steigert nachgewiesen die körperliche, aber auch die psychische Gesundheit.

Insbesondere die alltäglichen, natürlichen und niederschwelligen Bewegungsabläufe sind es, die sehr hohe Effekte erzielen. Die Ideen und Anleitungen zur Seniorengymnastik, zur Bewegung und zu kleinen Spielen lassen sich wunderbar in das ganz normale Älterwerden in Häuslichkeit, aber auch in Altenhilfeeinrichtungen, Begegnungsstätten, Tagespflegen, Wohngemeinschaften, Reha-Einrichtungen und in Krankenhäusern integrieren.

Für die tägliche Umsetzbarkeit sind die Anleitungen so ausgelegt, dass Sie diese in Alltagsbekleidung und ohne große Vorbereitung durchführen können.

Anhand und auf Basis der Vorschläge von Nicolas Janz zur Bewegungsförderung kann aber auch gezielte geriatrische und gerontologische Forschung erfolgen - immer „für den Menschen im Alter“.
In diesem Sinne wünsche ich diesem Buch eine gute Verbreitung und Anlass zu weiteren Auseinandersetzungen mit der „Bewegung im Alter“.

Wiehl, den 26.08.2018

Ihre Dr. Ursula Kriesten, MBA
Leiterin der Akademie Gesundheitswirtschaft und Senioren
Oberbergischer Kreis

Vorwort

Dieses Buch soll das Grundwissen über Gymnastik mit alten Menschen mit vielen Übungsvorschlägen vermitteln, über das jeder Übungsleiter verfügen soll, wenn er die Verantwortung für Gymnastik mit Senioren übernimmt.

Dieser Verantwortung kommt das Buch nach, indem es auf aktuelle, wissenschaftliche fundierte Informationen und Erfahrungen zurückgreift und diese in alltagstaugliche Form und Sprache überführt.

Seniorengymnastik ist eine Bewegungsform des Sports, die die Altersveränderungen des Menschen berücksichtigt. Entsprechend dosiert können die Übungen bis ins hohe Alter und auch bei Behinderungen ausgeführt werden. Als Gruppengymnastik entspricht sie dem Bewegungswunsch, macht Freude, fördert die Gemeinschaft und verdrängt das Gefühl der Einsamkeit. Nicht nur in den Sportvereinen und Volkshochschulen wird speziell für diese Altersgruppe die geeignete Gymnastik angeboten. Entsprechend des hohen Bedarfs an Bewegung, dem Gedanken von Prävention in jedem Alter und dem Wunsch nach sozialem Kontakt gibt es kaum einen Altenclub, kaum eine Altenbegegnungsstätte und kaum ein Alten- oder Pflegeheim ohne Gymnastikgruppen. Diese erfreuen sich oft großer Beliebtheit und liefern den Menschen und Einrichtungen einen nachhaltigen Mehrwert.

Mit den inzwischen unübersehbaren Gymnastikgruppen sind auch genauso viele Übungsleiter zur Stelle, überzeugt von der Idee, mit hohem Engagement, aber häufig ohne ausreichende fachliche Kenntnisse, zumal die Möglichkeiten zur Übungsleiter-Ausbildung in Seniorengymnastik dem Bedarf an Übungsleitern immer noch nicht entsprechen.

Die Gymnastik mit alten Menschen ist nicht allein Zweckgymnastik zur Erhaltung der Beweglichkeit für die Alltagsverrichtungen, aber auch gar nicht eine nur auf Stimmung bedachte „Unterhaltungs-Gymnastik", die lediglich einen kleinen Kreis von Senioren für längere Zeit begeistern kann. Die Erhaltung der sog. motorischen Hauptbeanspruchungsformen bestehend aus: Kraft, Ausdauer, Beweglichkeit sowie Schnelligkeit und der Koordinativen Fähigkeiten ist zweifellos eine ihrer vordringlichsten Aufgaben. Aber Gymnastik ist auch Freude an der Bewegung. Hierin unterscheidet sich die Seniorengymnastik in keiner Weise von der Gymnastik für Jüngere. Rhythmische und harmonische Bewegungen begeistern jedes Lebensalter.

Mit dem Inhalt dieses Buches wird ein abgerundetes Bild über Art, Wirkungsmöglichkeiten und Ziele der Seniorengymnastik gegeben. Die Übungsweise, Grundübungen für alle Körperregionen mit dem eigenen Körpergewicht und mit einer Vielfalt von Kleingeräten sowie das Üben nach Musik werden beschrieben. Vorschläge für kleine Spiele, beliebt als Abschluss einer Gymnastikstunde, ergänzen das umfangreiche Bewegungsprogramm. Dabei ist entscheidend der Phantasie des Übungsleiters genügend Spielraum zur persönlichen Gestaltung seiner Übungsstunde zu lassen, um auf diese Weise den vorwiegend heterogenen Gruppen gerecht zu werden. Auf das Erkennen der Grenzen der Bewegungsmöglichkeiten im Alter, auch bei chronischen Alterskrankheiten, wird besonders eingegangen.

Mit der Herausgabe dieses Buches verbindet die Verfasserin und der Verfasser die Hoffnung,

- bereits tätigen Übungsleitern neue Anregungen und Kenntnisse vermitteln zu können und Unsicherheiten zu beheben,
- neu auszubildenden Übungsleitern in Verbänden und Altenpflegeschulen das notwendige Grundwissen in Theorie und Praxis als Arbeitsunterlage zu übergeben,
- interessierten Gymnastik- und Sportlehrern die erfahrungsgemäß schwierige Einstellung auf die geringere Belastbarkeit des alten Menschen zu erleichtern,
- den ausschließlich in Therapie tätigen Krankengymnasten Bewegungsformen auch für Gesunde näher zu bringen,
- und Verbände zur vermehrten Ausbildung qualifizierter Übungsleiter anzuregen.

Langjährige Erfahrungen mit unterschiedlichen Gymnastikgruppen sowie Beobachtungen über Lernfähigkeit und Grenzen in der Bewegung des älteren Menschen werden in diesem Buch weitergegeben. Es ist der Wunsch der Verfasserin und des Verfassers zu helfen, die Qualität der praktizierten Seniorengymnastik soweit nötig und möglich zum Wohle der alten Menschen zu verbessern.

Die Ergebnisse des regelmäßigen Erfahrungsaustausches mit unzähligen Mitarbeitern der Seniorengymnastik untermauern die Aussagen der vorliegenden Arbeit. Wissenschaftliche Untersuchungen und Expertenmeinungen stützen darüber hinaus die Inhalte des Buches. Kollegen, Übungsleitern, Altenpflegeschülern und Experten sei daher herzlich gedankt für die vielen gemeinsamen Stunden der Diskussion, die zur Herausgabe dieser Anleitung ermutigt haben.

Um ein flüssiges Lesen dieses Buches zu ermöglichen, wurde auf die Formulierungen Übungsleiter/innen und Teilnehmer/innen verzichtet. Wir bitten die Leserinnen dafür um Verständnis.

Renate Beyschlag, Nicolas Janz

Autoreninfos

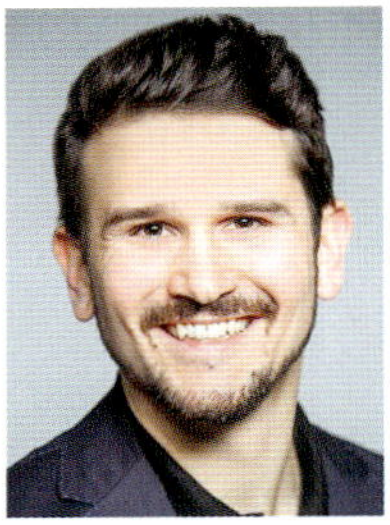

Nicolas Janz , M.A. absolvierte 2010 den Bachelor of Arts in Sport, Gesundheit und Prävention an der Sporthochschule Köln. Anschließend studierte er dort bis zum erfolgreichen Abschluss 2013 den Master of Arts Gesundheitsmanagement und Rehabilitation. Bereits während seines Studiums sammelte er am Institut für Bewegungstherapie und bewegungsorientierte Prävention und Rehabilitation der Deutschen Sporthochschule unter Leitung von Prof. Dr. Froböse wertvolle Erfahrungen in der Bewegungsförderung von Menschen unterschiedlichsten Alters. Nach seinem Studium führte Herr Janz seine Tätigkeit mit Inhalten aus Diagnostik, Individualberatung zu Bewegungsförderung sowie wissenschaftlichen Projekten fort. Von Anfang 2014 bis Ende 2017 arbeitet er als hauptamtlicher Pädagoge an der Akademie Gesundheitswirtschaft und Senioren des Oberbergischen Kreises. In diesem Zuge unterrichtete und dozierte Herr Janz in der Altenpflegeausbildung und Weiterbildungsangeboten der Pflege zu den Themen Gesundheits- und Bewegungsförderung, Therapie, Prävention und Rehabilitation. Seit Beginn 2018 arbeitet Herr Janz für B·A·D Gesundheitsvorsorge und Sicherheitstechnik GmbH als Referent im Gesundheitsmanagement und ist unter anderem verantwortlich für die Konzeption von Dienstleistungen zum Thema der betrieblichen Gesundheitsförderung.

Renate Beyschlag war ausgebildete Sportlehrerin. Seit den Anfängen des Bestehens der Gymnastik für alte Menschen war sie an der Entwicklung dieser neuen Sportart im Alterssport beteiligt. Sie leitete viele Jahre Übungsleiterausbildungen in unterschiedlichen Organisationen und Alteneinrichtungen in Deutschland und Österreich. Praktische Erfahrungen erlangte sie durch ihre Arbeit mit Seniorengruppen.

Benutzerhinweise

! = Vorsicht, Sturzgefahr, Festhalten am Stuhl oder Partner muss möglich sein

= Ausführung der Übung im Gehen

= Ausführung der Übung im Stehen

= Ausführung der Übung im Sitzen auf dem Stuhl

= Ausführung der Übung in Rückenlage auf dem Boden oder im Bett

= Ausführung der Übung im Langsitz auf dem Boden oder im Bett mit oder ohne Rückenstütze

Wenn für Arme und Beine keine besondere Ausgangsstellung angegeben ist, kann der Übungsleiter sie selbst wählen.
Wenn rechts und links nicht erwähnt wird, soll auf beiden Seiten gleichmäßig geübt werden.

Abbildungsnachweis

Alle Fotos in diesem Buch wurden von **Werner Krüper** aus Steinhagen aufgenommen (www.wernerkrueper.de).

Die Zeichnung stammt von Susanne Weinert-Spieß, Neu-Ulm.

All diese Fotos wären aber nicht entstanden ohne die großartige Unterstützung der vielen Teilnehmer und Gruppenleiter, die so hilfsbereit und mit viel Einsatz bei den Fotoaufnahmen mitgemacht haben.

Ihnen gebührt unser besonderer Dank!

Herzlichen Dank auch an die Vereine, die uns die Aufnahmen ermöglicht haben:
DJK Heisingen 1920 e.V.
Kreissportbund Gütersloh
Spvg. Steinhagen
TBV Lemgo
TUS Stockum

Inhaltsverzeichnis

Einleitung

Die Seniorengymnastik ist ein eigenständiges Bewegungsangebot. Ihre Übungen trainieren und schulen vor allem die natürlichen Bewegungsformen. Bei den Überlegungen zur Auswahl geeigneter Übungen und zur Übungsweise müssen die natürlichen Altersveränderungen des Menschen zum Teil berücksichtigt werden.

Wie beurteilt der ältere Mensch diese Veränderungen selbst? Darüber berichtet das Institut für Sport und Sozialwissenschaft der Universität Heidelberg. Auf Befragung werden folgende erste Anzeichen des „Alt-Werdens" u. a. angegeben:

- das offenkundige Nachlassen der Elastizität des Bewegungsapparates
- die wachsende Unsicherheit im motorischen Verhalten
- die rasche körperliche Ermüdbarkeit
- das Gefühl des Nicht-Mehr-Gewachsenseins für größere körperliche Anstrengungen und
- die Häufung körperlicher Beschwerden.

Diese Altersveränderungen treten bei jedem einzelnen früher oder später, schwächer oder stärker auf und haben nicht selten ein Nachlassen der eigenen Selbstsicherheit zur Folge. Ihnen zu begegnen und zu versuchen, sie durch gezieltes Üben zu reduzieren oder die Geschwindigkeit des Verlaufes zu verlangsamen, gehört zu den vordringlichsten Aufgaben der Gymnastik mit alten Menschen. So können Mobilisations-, Dehn- und Kräftigungsübungen die Beweglichkeit des Bewegungsapparates trainieren. Das Trainieren des gesamten Bewegungsapparates wird notwendig. Das gezielte Training von Kraft und koordinativen Fähigkeiten, wie z.B. Gleichgewicht und Reaktionsfähigkeit, erhält die Geh- und Stehfähigkeit eines Menschen und reduziert ein mögliches Sturzrisiko. Auf diese Art und Weise leistet dieses Training einen erheblichen Beitrag zur Selbstbestimmung und Selbstständigkeit alter Menschen.

Grundsätzlich ist ein Verzicht auf die Bewegungsgrundformen, wie Laufen, Hüpfen oder Springen nicht notwendig. Von besonderer Bedeutung ist unter diesem Gesichtspunkt allerdings die Fähigkeit des Übungsleiters, die Übungen und Belastungen individuell an die Leistungsfähigkeit anzupassen. Charakteristisch für die Seniorengymnastik sind das Bewegen nach Musik und das Üben mit einer großen Auswahl von geeigneten und ansprechenden Kleingeräten. Diese rhythmischen und spielerischen Übungsformen nehmen der Altengymnastik den ausschließlichen Charakter einer Gesundheitsmaßnahme und gestalten die Übungsstunden abwechslungsreich und mit Bewegungsfreude. Ein Training der koordinativen Fähigkeiten geschieht so fast nebenbei.

Die Schulung des Bewegungsgefühls und das Verstehen der Bewegungsabläufe sind eine vordringliche Aufgabe jeder Gymnastik. Damit wird gleichzeitig die richtige Einschätzung der körperlichen Fähigkeiten erreicht und auch die Grenzen der Beweglichkeit und die Möglichkeit zur Verbesserung erkannt. Durch eine bessere Bewegungsfähigkeit stellt sich mehr Selbstvertrauen ein.

Von der körperlichen Verfassung der Übenden hängt es ab, ob gar nicht, zeitweise oder nur im Sitzen geübt wird. Das ausschließliche Üben auf dem Stuhl bedeutet eine Einschränkung der Übungsauswahl. Bei Gruppen, die auch gehend und stehend üben können, eröffnet gerade die Einbeziehung des Stuhls ganz neue Möglichkeiten im Übungsprogramm und in der Übungsweise.

Senioren in den Sportvereinen, die sich ein Leben lang sportlich betätigt haben und über eine gute Ausdauer verfügen, werden gewohnheitsmäßig am liebsten in Sportstätten üben. Für alle Anderen und vor allem Menschen in stationären Einrichtungen sind geeignete Gemeinschaftsräume, in denen genügend Platz und Stühle vorhanden sind, am ehesten geeignet. Dort wird auch Nichtsportlern der Zugang zur Gymnastik erleichtert, weil der Gedanke an leistungsorientierten Sport gar nicht erst aufkommt.

Auf körperliche Beschwerden und Behinderungen muss in den Gymnastikstunden Rücksicht genommen werden. Lassen sich Übungen nicht adäquat modifizieren oder findet sich keine Alternative muss ggf. auch das Aussetzen bei Übungen empfohlen werden.

Die Seniorengymnastik ist eine gesundheitsfördernde Maßnahme und kann auch als Vorsorge (Prävention) gegen womöglich auftretende Altersveränderungen und -krankheiten bewertet werden. Ihre Bedeutung, in Gruppen durchgeführt, liegt

- in dem günstigen Einfluss auf alle körperlichen Funktionen
- in der Beanspruchung geistiger Fähigkeiten und
- in der positiven Wirkung auf das seelische Wohlbefinden.

Eine gezielte Behandlung von Krankheiten des Bewegungsapparates ist allerdings nicht möglich. Hier wird der Unterschied zur Physiotherapie deutlich. Während mit den Übungen der Seniorengymnastik vorhandene motorische Funktionen erhalten und möglichst verbessert werden sollen, werden mit den Übungen der Physiotherapie gesundheitliche Schäden auf Verordnung des Arztes durch medizinisch ausgebildete Therapeuten behandelt. Um Missverständnisse zu vermeiden, wird ausdrücklich vermerkt, dass die Seniorengymnastik nicht in den Bereich der Physiotherapie fällt, wenn auch in manchen Fällen durch die natürlichen Bewegungen nebenbei therapeutische Wirkungen erzielt werden können. Zu den medizinischen Behandlungsprogrammen für Betroffene von Altersdemenz allerdings, ist eine regelmäßige Gruppen-Seniorengymnastik häufig auch ein Bestandteil der Therapie, die auch Erfolge erzielen kann (Kapitel 19).

Es stellt sich die Frage, ob mit den Übungen der Seniorengymnastik, gezielt angewandt, auch rehabilitative Wirkungen vornehmlich bei Erkrankungen des Bewegungsapparates erzielt werden können. Rehabilitation nach folgenschweren Erkrankungen, Operationen oder Unfällen, d. h. die Wiederherstellung der Gesundheit, liegt zunächst in den Händen medizinisch ausgebildeter Therapeuten. Nach einer gewissen Zeit der Behandlung werden häufig aus Kostengründen oder aus Mangel an Therapeuten Patienten aus der Rehabilitation entlassen, obwohl eine andauernde Rehabilitationsbedürftigkeit besteht. Sicherlich ist es in besonderen Fällen möglich, dass eine regelmäßige Teilnahme in einer Seniorengymnastikgruppe Hilfe und Besserung für das Leiden bedeuten kann. Dies setzt allerdings voraus, dass

- der Patient selbst gut unterrichtet ist, welche Übungen für ihn heilsam sind oder schaden könnten und
- der Übungsleiter die notwendigen medizinischen und physiotherapeutischen Kenntnisse erworben hat, um gezielt rehabilitative Übungen einsetzen zu können.

Wer von den älteren Menschen erkannt hat, dass die Seniorenngymnastik für sein Wohlbefinden nützlich ist, fühlt sich von ihr stark angezogen. Angetan von der guten Wirkung, die die Seniorengymnastik auf das Allgemeinbefinden ausübt, stellen sich viele Teilnehmer aus den gelernten Übungen ein Programm zusammen, das ihnen persönlich besonders nützlich erscheint und nach dem sie regelmäßig zu Hause üben.

Viele alte Menschen kommen aber zur Gymnastik nicht nur wegen der nützlichen Bewegung, sondern auch um Kontakte zu knüpfen, der Einsamkeit zu entrinnen oder einfach Abwechslung zu haben. Je stärker ein Mensch in seiner sozialen Teilhabe eingeschränkt ist und das Risiko für soziale Isolation steigt, umso mehr rückt die soziale Bedeutung der Seniorengymnastik in den Vordergrund. In Pflegeheimen überwiegt das Bedürfnis nach Unterhaltung und Zuwendung. Das ist verständlich, wenn man bedenkt, wie schwer dort häufig jede Bewegung fällt. Persönlichkeit und soziale Kompetenz des Übungsleiters prägen den Erfolg der Übungseinheiten wesentlich mit. Sein Verhalten kann dazu beitragen, dass sich ein Wir-Gefühl in der Gruppe bildet und das Interesse für einander steigt. Dafür muss bei aller Gymnastik auch Zeit eingeräumt werden.

KAPITEL 1 Seniorengymnastik – eine Maßnahme zur Bewegungsförderung

Bewegungsübungen sind für den alten Menschen umso dringender, je bewegungsärmer sein Alltag verläuft. Sie dienen der Erhaltung und Verbesserung des Allgemeinzustands und sollen mögliche Schäden infolge des Bewegungsmangels verhindern.

Bedeutung von Bewegungsübungen	**Mögliche Folgen von Bewegungsmangel**
Erhalten und Verbessern der Funktionstüchtigkeit des Bewegungs- und Haltungsapparats (z. B. Muskelkraft, Elastizität der Muskeln, Sehnen und Bänder, Beweglichkeit der Gelenke, Erhalten der Knochensubstanz)	Muskelschwund, Muskeln, Sehnen und Bänder werden unelastisch, Gelenke versteifen (z. B. Spitzfuß bei Bettlägerigkeit), Wirbelsäulenschäden, Haltungsverfall, Knochenabbau
Erhöhen des Sauerstoffbedarfs, dadurch Verbesserung der Atmung und Anregung der Tätigkeit des Herzens, des Kreislaufs und des Stoffwechsels	Schnelle Ermüdung, Schlafstörungen, Kreislaufschwäche, Durchblutungsstörungen, Appetitlosigkeit, Verstopfung, bei Bettlägerigkeit: Lungenentzündung, Thrombose, Dekubitus (Druckgeschwür)
Trainieren der Geschicklichkeit, d. h. von Koordination und Reaktion sowie der Gleichgewichtsfähigkeit als Sturzprophylaxe	Unsicherheit in den Bewegungen, Verletzungsgefahr durch Ungeschicklichkeit, Sturzgefahr bei unkoordiniertem Gang und Gleichgewichtsschwäche, verlangsamtes Reaktionsvermögen und dadurch erhöhte Unfallgefahr in unerwarteten Situationen
Verbessern der Grundstimmung, Freude schon bei kleinsten Fortschritten, Gewinnen von Selbstvertrauen; Aktivieren des Willens, selbst etwas gegen zunehmende Alterserscheinungen zu tun	Geistige und körperliche Trägheit, Gleichgültigkeit, Teilnahmslosigkeit, Mutlosigkeit, Resignation, Depression

Erläuterung

Koordination

Bezogen auf die Bewegungen des Menschen bedeutet Koordination das intakte Zusammenspiel des Zentralnervensystems mit den Muskeln des Bewegungsapparats.

Jede Bewegung ist ein komplizierter Vorgang. Sie kommt durch den Impuls zustande, der vom Gehirn ausgeht und von den Nerven weitergeleitet wird zu den Muskeln, die mit möglichst geringem Kraftaufwand (Energieverbrauch) den gezielten Bewegungsablauf vollziehen. Bei Störungen durch Krankheit oder Unfall in diesem Bereich (z. B. Schlaganfall, Gehirnsklerose, Nervenentzündung, Muskelverletzung, Muskelschwund, Rückenmarksverletzung) ist der Bewegungsablauf gehemmt, unkontrolliert oder stillgelegt. Ungeübte Bewegungsmöglichkeiten verkümmern (z. B. Bewegung einer einzelnen Zehe). Geschicklichkeit und harmonische Bewegung (z. B. beim Gang) sind immer Zeichen guter Koordination.

Wie alle Körperfunktionen muss daher auch die Koordination zeitlebens, besonders im Alter, trainiert werden.

Reaktion

Die Umwelt stellt den Menschen immer wieder vor unerwartete Situationen. Die Zeit, die ein Mensch braucht, um auf einen Reiz zu reagieren **(Reaktionszeit),** ist von großer praktischer Bedeutung. Menschen mit kurzer Reaktionszeit sind geistig beweglich, gewandt, geistesgegenwärtig und schlagfertig, bei langer Reaktionszeit sind sie lahm, träge und schwerfällig. Die Reaktionsfähigkeit ist eine von sieben koordinativen Fähigkeiten und besonders im Hinblick auf die Kompensation von Stürzen sehr wichtig.

Allgemein nimmt die Reaktionszeit mit fortschreitendem Alter zu. In Gefahrensituationen, z. B. im Straßenverkehr, kann eine lange Reaktionszeit tödliche Folgen haben. Übungsleiter werden daher regelmäßig die körperliche und geistige Reaktionsfähigkeit trainieren. Dafür eignen sich vorwiegend Übungen mit Geräten und kleine Spiele (➢ Kap. 18.2).

Koordinative Fähigkeiten

Neben der Reaktionsfähigkeit beinhaltet die Koordination noch sechs weitere, elementare Fähigkeiten:

- Gleichgewichtsfähigkeit (Erhalt des Gelichgewichts in Statik und Dynamik)
- Kopplungsfähigkeit (Kopplung von Teilkörperbewegungen)
- Umstellungsfähigkeit (z. B. Richtungswechsel)
- Differenzierungsfähigkeit (Genauigkeit und Feinabstimmung einer Bewegung)
- Rhythmisierungsfähigkeit (Einhalten verschiedener Rhythmen beim Üben)
- Orientierungsfähigkeit (im Raum in verschiedenen Positionen wie Lage, Sitz oder Stand sowie in Dynamik)

Alle diese Fähigkeiten werden durch Bewegungsübungen geschult und spielen in der Seniorengymnastik eine große Rolle, um die koordinative „Fitness" aufrecht zu erhalten und Alltagsaktivitäten langfristig selbstständig ausführen zu können.

KAPITEL

2 Organisation von Gymnastikgruppen

Was ist vor Aufnahme eines regelmäßigen Bewegungstrainings mit Gruppen zu bedenken?

2.1 Absprache mit dem Träger

Jeder Übungsleiter sollte nur mit Einverständnis des zuständigen Trägers, also der verantwortlichen Stelle, unter deren Obhut die Gruppengymnastik stattfinden soll, oder seines Arbeitgebers eine Gruppengymnastik durchführen. Hierbei ist besonders wichtig, dass von Anfang an die **Versicherungsfragen** des Übungsleiters und die Teilnehmer betreffend geklärt sind. Ein Mindestmaß an Qualifizierung und damit verbundener fachlicher Qualität kann z.B. durch eine entsprechende **Übungsleiterlizenz** erfolgen. Diese kann bei den ortsansässigen Sportbünden erlangt werden. Besonders bei Versicherungsfragen ist das zu berücksichtigen.

2.2 Übungsraum

Der Übungsraum sollte so groß sein, dass die Teilnehmer ohne Einschränkung alle Übungsformen ausführen können. Auch seine Gestaltung trägt wesentlich zur Atmosphäre im Verlauf der Übungsstunde bei.

Der Raum muss hell, freundlich, beheizbar und während der Übungen gut durchlüftet sein. Gehfähige Gruppen sollten genug Platz haben, um ohne Einschränkungen auch Gehübungen und Schrittfolgen ausführen zu können. Sitzgruppen benötigen mindestens 5 m^2 Fläche pro Person. Der Fußboden muss rutschfest und darf nicht kalt sein. Am besten eignet sich Holz- oder Teppichboden. Turnhallen sind nur für sehr sportliche Gruppen geeignet, die auf das Üben mit dem Stuhl verzichten wollen und können.

Für jeden Teilnehmer wird ein stabiler Stuhl mit gerader Rücken-, aber ohne Armlehne benötigt. Stühle mit Rollen, Sessel und Turnbänke als Sitzgelegenheit sind ungeeignet. Außerdem sind erforderlich: Umkleideraum mit ausreichender Kleiderablage, Schrank für Handgeräte, Toiletten, Waschgelegenheit, Erste-Hilfe-Ausrüstung und Telefon.

2.3 Teilnehmer – Gruppenzusammensetzung

Die Übungen der Seniorengymnastik sind geeignet für Frauen und Männer, für sportlich Geübte und Ungeübte, für Gesunde und gesundheitlich beeinträchtigte bzw. behinderte Personen. Für die untere Altersgrenze der Teilnehmer gilt als Richtwert etwa das 60. Lebensjahr.

Eine Gymnastikgruppe sollte nicht mehr als 20 Teilnehmer zählen. Größere Gruppen sind für den Übungsleiter nicht überschaubar. Unterschiede in der individuellen Belastbarkeit können dann nicht mehr berücksichtigt werden und der persönliche Kontakt innerhalb der Gruppe und mit dem Übungsleiter ist stark eingeschränkt.

Die Unterschiede innerhalb einer Gruppe sollten in Bezug auf die **Ausdauerleistungsfähigkeit** nicht zu groß sein, während Altersunterschiede eine geringere Rolle spielen, da das kalendarische und das biologische Alter häufig nicht übereinstimmen. Für den Übungsleiter ist es unmöglich, ein Programm zusammenzustellen, das allen gerecht wird, wenn die geistige und körperliche Belastbarkeit der Teilnehmer zu sehr voneinander abweichen. Bei Hochaltrigen allerdings, also bei ca. über 80-Jährigen, ist häufig eine stärkere Zunahme der Bewegungsunsicherheit und damit der Sturzgefahr zu beobachten sowie ein verstärktes Nachlassen der Muskulatur, bedingt durch das meistens zunehmend bewegungsarme Leben. In diesen Gruppen mit sehr alten Teilnehmern sind Muskeltraining und Sturzprophylaxe von besonderer Bedeutung (➤ Kap. 10)-

Es besteht aber keine Schwierigkeit, sog. **sportlich Geübte und Ungeübte,** wenn sie bei gleicher gesundheitlicher Verfassung sind, in einer Gruppe zusammenzufassen. Natürlich sind in Bezug auf Koordination und Beherrschung von Bewegungsabläufen Geübte den Ungeübten voraus, doch holen erfahrungsgemäß die Ungeübten schnell auf, da gutes Bewegungsgefühl zu einem Teil auch angeboren ist. Eine individuelle Modifikation der Übung bzw. eine alternative Übung muss dennoch vorgenommen werden, sollten einzelne Teilnehmer über- bzw. unterfordert sein.

Gruppen zu teilen, wenn sie zu groß oder in ihrer Leistungsfähigkeit zu unterschiedlich geworden sind, stößt auf große Schwierigkeiten. Hier muss sehr behutsam vorgegangen werden. Beim Teilen großer Gruppen finden in erster Linie die Wünsche der Teilnehmer Berücksichtigung. Beim Aufteilen in leistungsstärkere und -schwächere Gruppen darf von einer Einstufung z. B. in „schwächere" oder „stärkere" oder „bessere" nicht die Rede sein. Man teilt die Gruppen ein in solche, in denen mehr oder weniger im Sitzen geübt wird.

2.4 Tageszeit und Dauer des Übens

Nach Möglichkeit sollte immer an gleichen Wochentagen zur gleichen Uhrzeit geübt werden. Die Teilnehmer stellen sich darauf ein und nehmen sich dann nichts anderes vor. Günstig sind die Vormittagsstunden, anderenfalls mindestens 2 Stunden nach einer Hauptmahlzeit. Nach dem Abendbrot sollte nicht mehr geübt werden.

Gymnastikgruppen in Begegnungsstätten oder Vereinen üben gewöhnlich einmal in der Woche 45–60 Minuten. In Heimen kann häufiger und eventuell kürzere Zeit geübt werden. Je länger eine Übungseinheit dauert, umso sorgfältiger ist auf nötige **Erholungspausen** zu achten.

2.5 Kleidung

Die Kleidung sollte luftig sein und die Bewegungsmöglichkeiten nicht einschränken. Personen mit starken körperlichen Einschränkungen üben ggf. in der Tageskleidung, da das Umziehen mit großer Anstrengung verbunden sein kann. Feste, stabile, bequeme – kurz gesagt – **geeignete Schuhe** sollten genutzt werden, da dadurch Verletzungs- und Sturzrisiken verhindert werden. Das Üben ohne Fußbekleidung (barfuß) sollte der Übungsleiter aus hygienischen und gesundheitlichen Gründen nicht zulassen.

2.6 Einverständnis des Arztes

Der Übungsleiter bittet die Teilnehmer nachdrücklich, sich bei ihrem Hausarzt in regelmäßigen Abständen zu erkundigen, ob sie an der Gymnastik teilnehmen dürfen. Dies ist besonders wichtig nach schweren Erkrankungen oder bei auffälliger Verschlechterung des Allgemeinbefindens. Die Einwilligung des Hausarztes ist notwendig mit Rücksicht auf die eigene Gesundheit und auf die Verantwortung, die der Übungsleiter jedem Teilnehmer gegenüber hat. Nur in Pflegeheimen ist unbedingt die unmittelbare Absprache mit dem betreuenden Arzt über Übungsauswahl und -maß erforderlich, aber auch zulässig.

KAPITEL

3 Der Übungsleiter: Voraussetzungen, Verhalten und Aufgaben

Wer als Übungsleiter eine Gymnastikgruppe übernehmen will, muss

- eine gründliche Ausbildung zum Übungsleiter in Gymnastik mit alten Menschen aufweisen, denn die Qualität der dargebotenen Gymnastik hängt von den fachlich fundierten Kenntnissen und von der Lehrfähigkeit des Übungsleiters ab. Diese können sich allerdings nur bei den entsprechenden räumlichen Verhältnissen voll entfalten.
- gesundheitlich den Aufgaben für diese Tätigkeit gewachsen sein.
- über ein gutes Rhythmusgefühl verfügen.
- bereit sein, Verantwortung zu tragen.
- viel Zeit und Geduld auch für persönliche Anliegen der ihm anvertrauten Menschen aufwenden.
- zuhören können, ohne andere mit eigenen Problemen zu belasten.
- befähigt sein, bei Notfällen „Erste Hilfe" zu leisten.
- Freude an der Gymnastik und der Arbeit mit der Gruppe haben. Diese überträgt sich auf die Übenden und motiviert diese zu regelmäßiger Teilnahme.
- bemüht sein, jedem Teilnehmer freundlich zu begegnen. Einseitige Bevorzugungen oder Sympathieäußerungen sollen vermieden werden.
- seinen Einfluss auf den guten Kontakt aller Beteiligten untereinander ausüben. Soweit möglich wird er versuchen, die nachteiligen Auswirkungen von Cliquenbildung und andererseits Isolierungen von Teilnehmern zu verhindern. Er ist bemüht, Spannungen innerhalb der Gruppe auszugleichen.
- sich der neuen Teilnehmer besonders annehmen, sie bekannt machen und ihnen beim Einleben in der Gruppe helfen. Durch Ab- und Zugänge findet im Laufe der Zeit ein natürlicher Wechsel in der Zusammensetzung der Seniorengruppen statt.
- jede Möglichkeit der Fortbildung durch geeignete Fachliteratur, Erfahrungsaustausch mit anderen Übungsleitern oder Fortbildungsveranstaltungen wahrnehmen, um seine Kenntnisse ständig zu erweitern und zu vertiefen.

Das Programm einer Übungsstunde legt der Übungsleiter rechtzeitig vor Übungsbeginn fest. Nur er hat den Überblick, welche Übungen den Bewegungsmöglichkeiten und -erfahrungen der Teilnehmer im Allgemeinen entsprechen und für ein sinnvolles Bewegungstraining erforderlich sind. Dabei muss der Übungsleiter so flexibel sein, dass auch **Anregungen und Wünsche aus der Gruppe** sofort aufgegriffen und in den Stundenverlauf reibungslos eingefügt werden können. So werden die Teilnehmer zu aktiver Mitarbeit angeregt.

Die schwierigste Aufgabe des Übungsleiters besteht aber darin, das **Übungsprogramm** und die Übungsweise so zu gestalten, dass alle Teilnehmer nach ihren Möglichkeiten gefordert werden und spüren, etwas getan zu haben. Da aber die Belastbarkeit des einzelnen Teilnehmers nicht genau eingeschätzt werden kann, bleibt dem Übungsleiter ständig die Aufgabe, möglichst nicht zu viel oder zu wenig zu fordern. Eine längere Erfahrung wird ihm dabei sehr hilfreich sein.

Die Teilnehmer vertrauen sich gern dem Übungsleiter an, wenn er über vielseitige, angemessene Übungsangebote verfügt, die Stundenprogramme abwechslungsreich und wirkungsvoll zusammenstellt und seine volle Aufmerksamkeit jedem Teilnehmer widmet und dessen persönliche Möglichkeiten und Schwierigkeiten berücksichtigt. Nur nach gründlicher Stundenvorbereitung kann der Übungsleiter die Gruppe gelassen und ausgeglichen durch die Übungsstunde führen.

Der Übungsleiter erscheint so **rechtzeitig vor der Übungsstunde,** dass er in Ruhe alle notwendigen Vorbereitungen treffen kann und auch noch Zeit hat, mit den Teilnehmern ein persönliches Wort zu wechseln. Die oft einsam lebenden Menschen haben das dringende Bedürfnis, ihm wichtig erscheinende Gedanken oder Erlebnisse mitzuteilen.

KAPITEL

4 Inhalt und Aufbau einer Übungseinheit

Die Programmgestaltung einer Übungseinheit, auch **Übungsstunde** genannt, liegt allein in den Händen des Übungsleiters, der die Bewegungsfähigkeit und Belastbarkeit seiner Gruppe kennt. Der Übungsleiter wird im Laufe der Zeit – beginnend bei den einfachsten Übungen – die Gruppe allmählich vor immer mehr neue, erlernbare Aufgaben stellen, die das Körper- und Bewegungsgefühl der Teilnehmer verbessern. In den Senioren-Gymnastikgruppen ist bei regelmäßiger Teilnahme eine erstaunliche Lernfähigkeit bezüglich der Ausführung von Übungen und von Fertigkeiten sowie hinsichtlich der Verbesserung von Beweglichkeit und Haltung deutlich zu erkennen.

Da jede Gymnastikstunde nur ein Ausschnitt einer aufbauenden Bewegungsschulung über eine längere Zeit sein kann und die Gruppen unterschiedlich sind, wären Beispiele von Stundenmustern an dieser Stelle nicht sinnvoll und hilfreich. Doch sollte jede Übungsstunde die folgenden **Übungen und Übungsformen** beinhalten:

- Übungen zur Aufwärmung und zur Anregung von Kreislauf und Atmung
- Geh- und Gleichgewichtsübungen (eingeschränkt bei Sitzgruppen)
- Übungen zur Durcharbeitung des gesamten Bewegungsapparats (Dehn- und Kräftigungsübungen)
- Haltungsübungen
- Koordinations- und Geschicklichkeitsübungen
- Reaktionsübungen
- Konzentrationsübungen
- Rhythmisches Üben
- Unbewusstes, spontanes Bewegen beim Üben mit Gerät oder beim Spiel
- Gruppenförderndes Üben (Partnerübungen, Bewegungsspiele oder Spiele)

Anhand dieser Liste überprüft der Übungsleiter bei der Stundenvorbereitung, ob er all diese Punkte berücksichtigt hat, wobei die Schwerpunkte nach dem Bedarf der Gruppe gesetzt werden sollten.

Bei den Überlegungen, in welcher Reihenfolge das Übungsprogramm abgewickelt werden kann, spielen die wechselnde körperliche und geistige Leistungsfähigkeit und Aufnahmebereitschaft während einer Übungsstunde eine Rolle.

Für den Aufbau einer Übungseinheit in der Seniorengymnastik gilt die Empfehlung:

- Vorsichtig und locker beginnen (Übungsabschnitt I).
- Konzentriert und intensiv üben (Übungsabschnitt II).
- Fröhlich und unbeschwert ausklingen lassen (Übungsabschnitt III).

Grundsätzlich gelten für jede Trainingseinheit die **methodischen Grundsätze:**

- Vom Leichten zum Schweren
- Vom Einfachen zum Komplexen

- Vom Bekannten zum Unbekannten
- Koordination vor Schnelligkeit vor Kraft vor Ausdauer

Je nach Dauer einer Übungseinheit (30, 45 oder 60 Minuten) bleibt Zeit für die Abschnitte II und III. Für Abschnitt I, also für die Einstimmung und Erwärmung zu Beginn der Übungseinheit, sollten aber mindestens 8–10 Minuten angesetzt werden.
Im Einzelnen sollte beachtet werden:

I	Immer mit Übungen beginnen, die den Körper erwärmen und den Kreislauf anregen. Die Intensität dieser Übungen ist grundsätzlich moderat zu wählen und sollte sich nach und nach erhöhen. So werden sowohl Körper als auch Kreislauf auf die bevorstehende Belastung vorbereitet. Dazu gehören Gehformen aller Art, auch im Sitzen entsprechende Bein- und Armbewegungen, Lockerungsübungen, Bewegen nach Musik oder nach Rhythmusangabe aber auch spielerisches Üben mit Handgeräten, z. B. Werfen, Fangen, Zuspielen.
II	Es folgt ein intensiveres Training des ganzen Körpers mit Kräftigungs-, Dehn- und Halteübungen sowie komplizierteren Bewegungsabläufen, bei denen die Übenden körperlich und kognitiv stärker gefordert werden. Eine verständliche Erläuterung und Veranschaulichung der Übungen erhöhen die Ausführungsqualität bei den Übenden. Durch ein erworbenes gutes Bewegungsgefühl lernt man die eigene Leistungsfähigkeit einzuschätzen. So kann auf der einen Seite das Risiko für Schäden und Unfälle reduziert werden auf der anderen Seite steigert es das Selbstverstauen und die Selbstsicherheit. Gegen Ende dieses Übungsabschnitts ist z. B. ein rhythmisches Bewegen mit Handgeräten geeignet, das wieder eine gewisse Auflockerung bringt und in besonderem Maße die koordinativen Fähigkeiten, insbesondere Geschicklichkeit und Reaktionsfähigkeit trainiert.
III	Fröhliche, ruhige und/oder entspannte Übungsformen bilden den Ausklang. Dazu gehören rhythmische Bewegungsspiele und kleine Spiele. Ebenfalls gut geeignet sind Mobilisations- und Dehnungsübungen, die ein kontrolliertest Anpassen des Kreislaufs ermöglichen.

KAPITEL

5 Übungsweise

Jeder Übungsleiter wird seinen eigenen Stil bei der Gestaltung der Übungsstunde haben. Doch sollten beim Üben mit Gruppen einige wichtige Hinweise beachtet werden.

5.1 Allgemeine Empfehlungen

Der persönliche Übungsstil des Übungsleiters muss sich der Zusammensetzung der Gruppe in Bezug auf Geschlechter und Leistungsfähigkeit anpassen. Der Übungsleiter ermuntert zu einer regelmäßigen Teilnahme an den Gymnastikstunden, sie erfolgt aber immer freiwillig und ohne Druck. Ein Leistungsdruck durch den Übungsleiter ist unangebracht. Er führt zu Überforderung und Missstimmung in der Gruppe, genauso wie ehrgeiziges Leistungsdenken einzelner Teilnehmer. Dagegen ermuntert die Freude an der eigenen Leistungs- und Bewegungsfähigkeit zur regelmäßigen Teilnahme an der Gymnastik und anderen Aktivitäten. In Pflegeheimen sollte nur in sehr schwierigen Fällen mit einzelnen Personen geübt werden, denn das Üben mit mehreren macht mehr Spaß.

Während jeder Übungsstunde wird den Teilnehmern Gelegenheit gegeben, sich nach eigenen Vorstellungen zu bewegen. Das gelingt besonders gut mit **Musikbegleitung.** So kann z. B. angeregt werden, zu Beginn der Stunde auf eigene Weise im Raum zu gehen oder sich im Laufe der Stunde nach einer schwungvollen Melodie zu bewegen. Auch beim Üben mit Kleingeräten überlässt man anfangs gern die Teilnehmer sich selbst. So werden sie mit dem Gerät schnell vertraut und können eigene Übungen ausprobieren.

Da die Teilnehmer sich häufig besonders gut bewegen wollen und sich gerade bei Bewegungseinschränkungen manchmal zu viel zutrauen, werden sie vom Übungsleiter darauf hingewiesen, Bewegungen nur bis zur **Schmerzgrenze** auszuführen. Dies bezieht sich besonders auf Dehnübungen, die zu Beschwerden und Verletzungen führen können, wenn der Übende ein zu großes Bewegungsausmaß erzwingen will. Auch müssen die Teilnehmer wissen, dass sie pausieren sollen, wenn bestimmte Übungen sie überfordern. Neben den planmäßigen Erholungsphasen einer Übungseinheit muss der Übungsleiter darauf hinweisen, dass die Teilnehmer jederzeit die Übungen unterbrechen dürfen und sollen. Zudem kann der Übungsleiter die Übungen in Intensität und Komplexität anpassen.

Das Bewegungstempo beim Üben passt sich der Leistungsfähigkeit des alten Menschen an. Die Abnehmende motorische Leistungsfähigkeit im Alter verlangt vermehrte Hilfestellung z.B. bei Gleichgewichtsübungen. Übungsformen mit Festhalten am Partner oder Stuhl und Durchfassen im Stirnkreis geben den Teilnehmenden komplette Sicherheit und reduzieren das Risiko von Stürzen.

Auf die **korrekte Ausführung der Übungen** muss geachtet werden. Gegebenenfalls muss durch den Übungsleiter auch korrigiert werden. Fehlbelastungen und antrainierte Fehlhaltungen werden so vermieden. Bei körperlichen Beeinträchtigungen kann eine optimale Ausführung ggf. nicht erzwungen werden. In diesem Fall müssen Übungen adäquat angepasst werden oder die Durchführung erfolgt im Rahmen der Möglichkeiten. Entscheidend ist hierbei, dass eine mögliche vorhandene Symptomatik nicht verschlechtert wird und kein gesundheitliches Risiko entsteht. Verfügt der Übungsleiter über eine große Auswahl an Übungen, die den verschiedenen Leistungsfähigkeiten gerecht werden und die Übungsstunde abwechslungsreich gestalten, kann auch mit einer sehr heterogenen Gruppe erfolgreich trainiert werden.

Ob und wie lange während einer Übungsstunde im Sitzen geübt wird, richtet sich nach der Belastbarkeit der Gruppe. Wegen der Fixierung des Beckens lassen sich viele Rumpfübungen besonders gut im Sitzen ausführen. Aber auch für Hand- und Fußübungen ist das Sitzen zweckmäßig. Jedoch sind schwunghaft ausgeführte Bewegungen von Armen und Beinen im Sitzen gebremst und sollten, wenn möglich, im Stand ausgeführt werden.

Wie häufig eine Übung wiederholt werden kann, hängt davon ab, wie stark sie die Teilnehmer belastet. Für die Durchblutung und zur Vermeidung von Überanstrengung ist es vorteilhaft, wenn beim Üben die Muskelgruppen häufig gewechselt werden und keine Körperregion zu lange beansprucht wird. Beim Üben immer Zeit lassen, Pausen einlegen.

Grundsätzlich sollen die Übenden alle Bewegungen allein ohne Hilfe des Übungsleiters ausführen, auch auf der Pflegestation. **Passives Bewegen** (➤ Kap. 6.2) ist nur medizinisch-therapeutisch ausgebildeten Übungsleitern vorbehalten.

Beim Üben im Stand oder im Sitzen ist die **Kreisaufstellung** bei den Senioren zwar sehr beliebt, hat aber Nachteile: Der Übungsleiter hat die neben ihm Übenden nicht im Auge und diese können den Übungsleiter nur mit verdrehtem Hals sehen. Seitengleiches Üben ist erschwert. Die beste Aufstellung, die den Blickkontakt zwischen dem Übungsleiter und den Teilnehmern sicherstellt, ist gegeben, wenn sich der Übungsleiter gegenüber der Gruppe befindet (Halbkreis- und Blockaufstellung, ➤ Kap. 6.3). Die Aufstellung soll aber auch so gewählt werden, dass das Licht (Fenster) für alle, auch bei Partnerübungen, von der Seite kommt. Dann wird niemand geblendet. Andererseits sind die Gesichter der Teilnehmer so beleuchtet, dass irgendwelche Anzeichen von Unwohlsein oder Überanstrengung vom Übungsleiter beobachtet werden können. Damit die Teilnehmer nicht geblendet werden, befindet sich der Übungsleiter nicht vor einer Lichtquelle, z. B. Fenster.

Bei kreislaufanregenden Übungen (z. B. lockeres Laufen, Walken, Gehen, Schwingen, schnelles Zuspielen von Handgeräten) hört der Übungsleiter auf die **Atmung** der Teilnehmer. Bei starker Beschleunigung der Atmung, als Zeichen einer Überanstrengung, reduziert der Übungsleiter die Intensität der Übung oder bricht diese ab und lässt eine beruhigende Übungen folgen.

Jede Übung wird zuerst vom Übungsleiter demonstriert und erläutert. Hierbei muss er berücksichtigen, dass je nach Grad der Behinderung Schwerhörige auf das Gezeigte während Sehbehinderte auf das Gesprochene angewiesen sind, um die Übungen möglichst genau übernehmen zu können. Ohne den Stundenablauf dauernd zu unterbrechen, werden Wirkung und Bedeutung wichtiger Übungen erklärt. Der Übungsleiter übt nach Möglichkeit gemeinsam mit den Teilnehmern. Viele Teilnehmer vergewissern sich gern beim Üben, ob sie den Bewegungsablauf richtig erfasst haben.

Der Übungsleiter übt, außer bei Kreisaufstellung, **spiegelbildlich.** Das bereitet anfangs Schwierigkeiten. Zur Erleichterung empfiehlt sich, zunächst die Übungen nicht mit „rechts“ oder „links“ beginnen zu lassen, sondern z. B. mit der „Fensterseite“ oder „Schrankseite“. Die Übungen immer mit derselben Körperseite beginnen. Bevorzugt wird rechts, die bei der Mehrzahl der Teilnehmer geschicktere Seite. Für viele Übungen ist die Ausgangsstellung bzw. -haltung von Bedeutung.

Eine **wertschätzende Kommunikation,** die sich durch regelmäßiges Loben und das Hinweisen auf Fortschritte kennzeichnet, ist essenziell und erhöht die Motivation bei den Teilnehmern. Zudem ist das **unmittelbare Korrigieren** wichtig, damit eine korrekte Ausführung der Übungen erfolgt. Auf diese Weise erhalten die Übenden eine Rückkopplung, können die Ausführung direkt anpassen und verbessern langfristig ihre Ausführungsqualität. Zeigt sich beim Großteil der Gruppe eine nicht korrekte Ausführung der Übung, kann dies an einer unverständlichen Erläuterung oder mangelnden Demonstration der Übung liegen. Der Übungsleiter zeigt und erläutert in diesem Fall die Übung von Neuem, führt eventuell vor, wie es nicht aussehen soll, zeigt dann aber noch einmal die gewünschte Ausführung der Bewegung.

Anerkennung und Hinweise auf Fehler sollten allgemein gehalten sein und sich nicht an einen Teilnehmer persönlich richten. Bewegungsabläufe, die die Teilnehmer offensichtlich kognitiv oder körperlich überfordern, sollten sofort abgebrochen werden, bevor ein Gefühl der Frustration aufkommt.

5.2 Berücksichtigung der Atmung

Die Atmung im Allgemeinen kann als Indikator für den Grad der Anstrengung genutzt werden. Dennoch ist hier eine Verallgemeinerung nicht möglich, da z.B. Atemrhythmus und Atemtiefe bei jedem Menschen unterschiedlich sind und von eventuellen Veränderungen des Atmungsorgans abhängig sind. Bei der Anleitung von Übungen, die die Atmung unterstützen, sollte aus genannten Gründen auf die Angabe des Ausführungstempos verzichtet werden. Ohne eine entsprechende Fachausbildung ist es dem Übungsleiter nicht möglich, die Atemkapazität und -fähigkeit der Teilnehmer zu beurteilen. Gezielte Atemübungen, die auf den individuellen Atemvorgang Einfluss nehmen sollen, gehören in die Hand von Therapeuten und nicht in die Gymnastik mit alten Menschen. Hier wird eine verbesserte Atmung ganz allgemein durch Temposteigerung mancher Übungen erreicht. Auf gute Ausatmung sollte regelmäßig hingewiesen und geachtet werden.

Insbesondere bei **isometrischen** und anderen **Kräftigungsübungen**, besonders bei starker Anspannung der Bauchmuskulatur, kommt es leicht zum vorübergehenden Anhalten der Luft, zur sog. **Pressatmung.** Plötzliche Druckveränderungen in den Gefäßen u. a. sind die Folge (sichtbares Zeichen: hochroter Kopf). Im Alter besteht bei Pressatmung ein erhöhtes Risiko von Blutdruckspitzen. Die Folge können Kreislaufprobleme oder im schlimmsten Fall kardiologische Ereignisse wie das Platzen von Gefäßen, Herzinfarkt oder Schlaganfall sein. Um dies zu vermeiden, werden die Teilnehmer bei den genannten Übungen auf **gleichmäßiges Weiteratmen** hingewiesen. Das Pressen kann auch sicher verhindert werden, wenn die Gruppe während des Übens laut mitspricht, z. B. im Sitzen „Beine hoch und strecken, beugen, senken".

5.2.1 Subjektive und objektive Belastungsparameter

In vielen Bewegungsgruppen, auch im Seniorenalter, fehlt es an Analyseinstrumenten zur objektiven Messung der Belastung, wie etwa Pulsmesser. Zudem ist hierbei ein sicherer Umgang mit den entsprechenden Geräten durch den Übungsleiter, aber auch durch die Teilnehmer nicht immer gewährleistet. Abgesehen von Herzsportgruppen kann in Gymnastikgruppen daher auch die Methode der **subjektiven Belastungsmessung** gewählt werden. Die Messverfahren sind einfach umzusetzen und kommen mit wenig Material aus.

Ein einfaches und praktikables Hilfsmittel, um das subjektive Belastungsempfinden zu erfahren, ist die modifizierte **Rate-of-perceived-exertion-Skala** (RPE-Skala) nach Borg/Noble (1974) (➤ Tab. 5.1). Diese Skala von 1–6 ermöglicht es den Teilnehmern, ihre Belastung unmittelbar in der Trainingssituation subjektiv einzuschätzen. Dem Übungsleiter gestattet sie eine Trainingssteuerung, da er erfährt, wie intensiv die aktuelle Übung individuell empfunden wird.

Eine weitere besonders einfache Methode zur Belastungssteuerung über die subjektiv wahrgenommene Belastung ist das sog. **Daumenbarometer.** Über eine kurze Abfrage der wahrgenommenen Belastung von Daumen hoch bis Daumen runter, kann der Übungsleiter innerhalb kürzester Zeit ein Feedback erhalten, ob er die Intensität erreicht hat, die er sich für die Übung vorgenommen hatte.

Tab. 5.1 Subjektive Einschätzung der Belastung mittels modifizierter RPE-Skala

Wert	Einschätzung	Belastung
1	Sehr leicht	0–10%
2	Leicht	10–30%
3	Etwas anstrengend	30–50%
4	Anstrengend	50–70%
5	Schwer	70–90%
6	Sehr schwer	90–100%

Darüber hinaus stehen dem Übungsleiter **„äußere Belastungszeichen“** als Indikatoren der Belastung zur Verfügung. Äußerlich zeigen sich Belastungszustände durch die Erhöhung des Pulsschlags, die Beschleunigung der Atmung sowie eine verstärkte Transpiration (Schwitzen). Diese Reaktionen des Körpers sind physiologisch. Sollte ein Teilnehmer jedoch eine weißliche Hautverfärbung um Mund und Nase zeigen **(Munddreieck),** plötzlich blass werden oder Schwindel äußern, so muss die Belastung abgebrochen und im nächsten Schritt mit einer geringeren Intensität gewählt werden. Auch das „Quatschen“ während der Übungen mit anderen Teilnehmern ist ein Zeichen für eine moderate Belastungsintensität. Solange die Teilnehmer sich noch unterhalten können, ist die Intensität nicht zu hoch gewählt und es findet keine Überlastung statt. Frei nach dem Motto „Laufen ohne Schnaufen“.

5.3 Rhythmisches Üben

Rhythmisches Üben erhöht nicht nur die Bewegungsfreude, sondern hat auch eine positive psychische Wirkung. Besonders herausfordernde Gruppen z. B. in Pflegeheimen, die in Gymnastikstunden nur wenig Reaktion und Interesse zeigen, lassen sich am leichtesten durch rhythmisches Üben zum Mitmachen motivieren.

Das Üben im gleichen Rhythmus wird auch als gemeinsames Erlebnis innerhalb der Gruppe empfunden. Die Rhythmusangabe erfolgt durch den Übungsleiter oder durch die Gruppe z. B. durch Sprechen, Singen, Klatschen, Treten, Fingerschnipsen. Die Tempoangabe richtet sich nicht allein nach der verlangsamten Bewegungsfähigkeit älterer Menschen, sondern auch nach dem günstigsten Übungstempo, das der Übungsleiter für jede Gruppe herausfinden muss.

Der Übungsleiter gibt beim rhythmischen Üben deutlich den Einsatz zum gemeinsamen Beginn mit einer Ankündigung (Auftakt), z. B. mit dem Wort „und“.

5.4 Üben ohne Rhythmusangabe

Auf eine Rhythmusangabe durch den Übungsleiter oder durch Musik sollte aber verzichtet werden

- bei unbekannten Übungen, deren Bewegungsablauf erst ausprobiert werden muss,
- bei Übungen, die eine starke Konzentration erfordern, um die Bewegung bewusst zu erleben und das Gefühl für den eigenen Körper deutlich zu erfahren,
- bei Geschicklichkeitsübungen,
- bei Übungen, die den Atemrhythmus beeinflussen (➤ Kap. 5.2).

5.5 Rücksichtnahme bei chronischen Krankheiten

In den Gymnastikgruppen mit älteren Menschen befinden sich häufig Personen, die an einer – oder mehreren – chronischen Alterskrankheiten leiden. Ärzte empfehlen gerade dieser Personengruppe häufig die Teilnahme an einer Seniorengymnastik in der Hoffnung auf eine mögliche präventive und rehabilitative Wirkung. Sorgfältig ausgewählte Übungen und die entsprechende Übungsweise können das Allgemeinbefinden verbessern, die Bewältigung des Alltags erleichtern und sich positiv auf das psychische Befinden auswirken.

Eine gezielt einzusetzende, individuelle Therapie, die bei einigen Krankheiten unerlässlich ist, bleibt allerdings der **Krankengymnastik** vorbehalten.

Der Übungsleiter sollte sich über die häufigsten Krankheiten im Alter informieren. Während der Übungsstunden gilt den Betroffenen seine besondere Aufmerksamkeit. Bei Übungen, die sich im Einzelfall schädlich auswirken können, sollten Modifikationen, Alternativen oder die Möglichkeit zum Pausieren angeboten werden.
Folgende Krankheiten können im Alter auftreten:

Koronare Herzkrankheit

Zu den möglichen Veränderungen des Alters gehört die Koronare Herzkrankheit. Dies ist eine Verengung der Herzkranzgefäße, die das Herz mit Sauerstoff versorgen, durch **arteriosklerotische Veränderungen,** umgangssprachlich auch „Verkalkungen" genannt. Von Seiten des Arztes wird eine Teilnahme im Normalfall an der Seniorengymnastik befürwortet.

Übungsweise Gut dosierte kreislaufanregende Übungen sind nützlich wie alle anderen Übungen auch.
Vorsicht Der Übungsleiter beachtet die subjektiven Belastungsparameter, um eine Überanstrengung zu vermeiden.

Bluthochdruck (Hypertonie)

Die Ursache ist meist eine Arteriosklerose. Eine Befürwortung der Teilnahme an der Gymnastik durch den Arzt ist erforderlich.

Übungsweise Eine gut dosierte Gymnastik, bestehend aus Ausdauer und moderatem Krafttraining, ist zu empfehlen.
Vorsicht Auf Vermeidung der Pressatmung achten. Bei Schwindel und auffälligen subjektiven Belastungsparametern pausieren.

Schwere Herzleiden und Folgezustand nach Herzinfarkt

Vorsicht Hier sind die Empfehlung des Arztes und ein Hinweis zur Dosierung der Belastung unerlässlich. Sinnvoll sind ggf. spezielle Herzsportgruppen. Diese steuern die Belastung durch Monitoring der Vitalparameter. Eine optimale Trainingssteuerung auf Basis der Empfehlungen des Arztes wird dadurch gewährleistet.

Diabetes mellitus (Zuckerkrankheit)

Durch eine organische Störung besteht ein Mangel an dem Hormon Insulin, das die Regulierung des Zuckerhaushalts bewirkt. Die Blutzuckerwerte sind überhöht. Eine Aktivierung des Stoffwechsels durch Bewegung ist günstig für den Zuckerabbau.

Übungsweise So lange der Allgemeinzustand es zulässt, hat die Gymnastik eine günstige Wirkung.
Vorsicht Wird Insulin gespritzt, kann es bei erhöhter Energieanforderung zur Unterzuckerung kommen. Der Teilnehmer muss darauf vorbereitet sein und immer Traubenzucker oder zuckerhaltige Getränke bei sich führen. Bei Anzeichen der Unterzuckerung (Schweißausbruch, Zittern, Übelkeit, gesteigerte Herztätigkeit) sofort einen Arzt rufen.

Gicht

Die Harnsäureausscheidung ist gestört. Schmerzhafte Entzündungen zunächst der kleinen, später auch der großen Gelenke sind die Folge.

Übungsweise Nach einem akuten entzündlichen Anfall und so lange noch Sport möglich ist, ist die Aktivierung des Stoffwechsels durch kräftige Körperbewegung wichtig. Nach Abklingen eines Schubs (Anfalls) das betroffene Gelenk vorsichtig üben, um Versteifung zu verhindern.

Arthrosen und Bandscheibendegeneration

Typische Erkrankungen im Alter sind die sog. degenerativen Veränderungen des Bewegungsapparats. Diese Erkrankungen betreffen unter anderem die Gelenke in Form von Arthrose oder die Bandscheiben der Wirbelsäule. Geht eine Arthrose mit entzündlichen Prozessen in den Gelenken einher wird von **Arthritis** gesprochen. Während entzündlicher Prozesse ist Bewegungsverbot angezeigt. Sind keine entzündlichen Prozesse vorhanden, wird in den meisten Fällen von Seiten des Arztes dringend Bewegung/Gymnastik empfohlen.

Übungsweise Möglichst alle Gelenke in die Bewegungsübungen einbeziehen und das komplette Bewegungsausmaß nutzen.
Vorsicht Sollte der Arzt für einzelne Gelenke das empfohlene Bewegungsausmaß reduzieren, ist dies zu berücksichtigen.

Osteoporose (Entkalkung der Knochen)

Viele ältere Menschen, besonders Frauen, leiden an Osteoporose. Davon ist besonders die Wirbelsäule betroffen. Ein Augenmerk sollte bei dieser Erkrankung vor allem auf die Prävention von Bewegungsmangel gelegt werden. Dieser verstärkt die Symptomatik und führt nicht selten zu Immobilität.

Übungsweise Bei Nachlassen der Muskelkraft wird auch die für den Erhalt der Knochensubstanz so wichtige Druck- und Zugbelastung auf den Knochen geringer. Daher sind zur Vorbeugung gegen und bei vorhandener Osteoporose muskelkräftigende Übungen (isometrische und isotonische) von besonderer Bedeutung.
Vorsicht Wegen der erhöhten Brüchigkeit der Knochen bei bestehender Osteoporose sind Übungen mit geringem Sturzrisiko zu empfehlen. Um dieses Risiko zu minimieren, eignen sich Gehtraining sowie koordinative Übungen.

Halbseitenlähmung (Hemiplegie)

Die von Hemiplegie betroffenen Teilnehmer der Gymnastikgruppen leiden unter sehr unterschiedlichen Schweregraden der Lähmungserscheinungen (meist als Folge nach Schlaganfall). Die betroffene Muskulatur ist häufig spastisch gelähmt (verkrampft) und die Muskelfasern haben einen hohen Tonus, sodass sie stark angespannt sind.

Übungsweise Soweit möglich beide Seiten gleichmäßig und auch gleichzeitig üben. Gehübungen auch im Sitzen nach betontem Rhythmus ausführen. Die Beweglichkeit des Fußes, sein Abrollen beim Gehen üben und bewusst machen. Zur Erhaltung der Beweglichkeit der Gelenke der gelähmten Seite auch diese in das Übungsprogramm mit einbeziehen, z. B. die gesunde Hand fasst die gelähmte Hand und bewegt passiv den betroffenen Arm.
Vorsicht Die im Alltag häufig überanstrengte gesunde Seite in der Gymnastikstunde nicht überfordern. Besonders das passive Bewegen der erkrankten Seite erfordert viel Kraft.

Parkinson-Syndrom (Schüttellähmung)

Kennzeichen dieser Krankheit sind z.B. unwillkürliches Zittern, Einschränkung der Bewegungsfähigkeit und zunehmende Steifheit der Gliedmaßenmuskulatur. Bei der Gymnastik fallen Startschwierigkeiten auf.

Übungsweise So lange wie möglich das Gehen üben. Die Übungsauswahl im Anfangsstadium ist groß. Vor allem die Entspannung fördern. Große Bewegungen bevorzugen, bei denen das Zittern (Tremor) nachlässt. Das Üben mit Musik kann die Initialisierung von Bewegungen erleichtern. Wichtig sind auch Koordinations- und Reaktionsübungen (Zuspielen von Säckchen, Bällen und andere Spiele). Eine ruhige und deutliche Ansage der Übungen erleichtert dem Parkinson-Erkrankten die Teilnahme an einer Gruppengymnastik.
Vorsicht Auf muskelanspannende Übungen, speziell auf isometrische Übungen sollte ganz verzichtet werden. Auf Übungen mit häufigen Wechseln der Bodenbeläge sind ungeeignet, da dies die Anlaufschwierigkeiten verstärkt.

Asthma

Ein Asthmakranker leidet an Atemnot, bei der die Ausatmung anfallsweise durch spastische Verkrampfung der Bronchien erschwert und behindert wird. Die mögliche Teilnahme an der Gymnastik hängt von der augenblicklichen Verfassung ab. Erfahrene Asthmatiker können ihre Leistungsfähigkeit häufig gut einschätzen. Gegebenenfalls nehmen sie vor Beginn des Trainings präventiv Hübe ihres Asthmasprays. Dieses sollten die betroffenen Personen grundsätzlich bei sich führen, um bei Symptomen schnell reagieren zu können.

Übungsweise Besonders wichtig ist ein ausreichend langes Aufwärmen mit ansteigender Intensität. Der Teilnehmer muss die Möglichkeit haben, seinen eigenen Atemrhythmus zu finden und zu halten.

KAPITEL

6 Fachausdrücke

6.1 Ausgangsstellungen und -haltungen

Grundhaltung	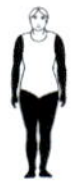	Der Körper steht gerade, die Arme hängen seitlich herab, die Füße stehen geschlossen oder parallel fußbreit auseinander.
Sitz auf dem Stuhl	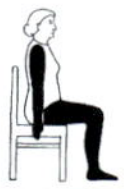	Der Oberkörper sitzt aufrecht, die Arme hängen seitlich herab, die Füße stehen geschlossen oder parallel fußbreit auseinander.
Grätschstand/Grätschstellung	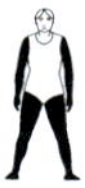	Der Körper steht gerade, die Füße stehen mehrere Fußbreit auseinander, das Körpergewicht ruht auf beiden Füßen.
Grätschsitz auf dem Stuhl	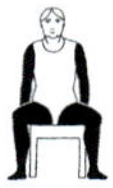	Der Oberkörper sitzt aufrecht, die Füße stehen mehrere Fußbreit auseinander.
Schrittstellung	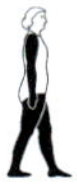	Der Oberkörper steht aufrecht, ein Fuß ist vorn, einer hinten in Schrittlänge auseinander gestellt. Das Körpergewicht ruht auf beiden Füßen.
Knieliegestütz/Bankstellung	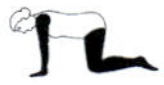	Der gestreckte Oberkörper mit dem Kopf in Verlängerung der Wirbelsäule befindet sich in waagrechter Haltung über dem Boden und wird von den Knien und Händen gestützt. Die Oberschenkel sind senkrecht, die Unterschenkel ruhen auf dem Boden etwa einen Fußbreit voneinander entfernt. Die Arme sind gestreckt in senkrechter Stellung und die Hände befinden sich unter den Schultern.
Langsitz	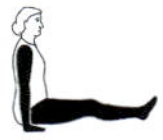	Der Oberkörper sitzt aufrecht (auf den Sitzknochen) auf dem Boden, die Beine liegen leicht gebeugt parallel nebeneinander. Die Hände sind neben dem Körper aufgestützt.
Rückenlage	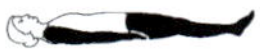	Der Körper liegt mit dem Rücken auf dem Boden, die Arme liegen neben dem Körper, die Handflächen zeigen nach unten, die Beine liegen parallel nebeneinander.
Seitenlage	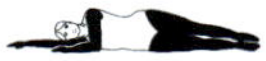	Der Körper liegt auf der Seite auf dem Boden, der Kopf liegt auf dem unteren Arm oder der unteren Hand. Die obere Hand stützt vor dem Oberkörper auf dem Boden ab. Das untere Bein liegt gestreckt auf dem Boden, das andere Bein liegt auf dem unteren. Die Beine bilden mit der Wirbelsäule eine gerade Linie.

Bauchlage	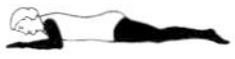	Der Körper liegt mit dem Bauch auf dem Boden. Die Beine liegen gestreckt parallel nebeneinander, die Armhaltung ist beliebig.
Arme in Vorhalte	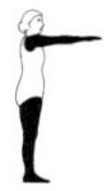	Die Arme werden gestreckt in Schulterhöhe nach vorn gehalten, die Handflächen zeigen nach unten.
Arme in Seithalte	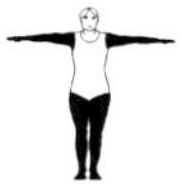	Die Arme werden gestreckt in Schulterhöhe seitlich gehalten, die Handflächen zeigen nach unten.
Arme in Hochhalte	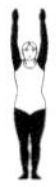	Die Arme werden gestreckt neben dem Kopf senkrecht nach oben gehalten, die Handflächen zeigen nach vorn.
Arme in Nackenhalte	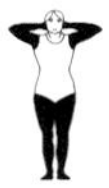	Die Arme werden aus der Seithalte angebeugt, die Handflächen sind dem Nacken zugekehrt, die Mittelfingerspitzen berühren sich oder die Finger verflechten sich hinter dem Nacken.
Arme in Schlaghalte	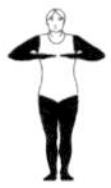	Die Arme werden aus der Seithalte angebeugt, die Handflächen zeigen nach unten und die Mittelfingerspitzen berühren sich vor der Brust.
Ristgriff		Die Arme und Daumen sind einwärts gedreht, die Hände greifen von oben.
Kammgriff		Die Arme und Daumen sind auswärts gedreht, die Hände greifen von unten.

6.2 Bewegungsbezeichnungen

Anfersen	Mit den Fersen abwechselnd gegen den Oberschenkel oder das Gesäß tippen.
Ausfallschritt vor-, seit- oder rückwärts	Den rechten Fuß schrittweit vor-, seit- oder rückwärts setzen mit Gleichgewichtsverlagerung auf diesen Fuß. Das rechte Bein wippt ein- oder mehrmals und geht zurück in die Ausgangsstellung. Beim Ausfallschritt vorwärts auch Schritt für Schritt vorwärts gehen mit jeweiligem ein- oder mehrfachen Wippen des vorn aufgesetzten Beins.
Dehnen	Muskeln und Sehnen über ihre entspannte Streckungshaltung hinaus bis zur äußerst möglichen Stellung sanft dehnen.
Drehen	Hände, Arme, Beine, Kopf und Oberkörper um die Achse drehen.
Durchfassen	Im Stirnkreis oder in Linie fassen alle Teilnehmer die Nebenstehenden an den Händen.
Federn	a. Kleine, federnde Dehnbewegungen b. Elastisches, rhythmisches Wippen des sich hochtief bewegenden, gestreckten Körpers. Weiches Auffangen des fallenden Körpers in den Gelenken und sofort folgende neue Hochbewegung ohne völlige Lösung des Körpers vom Boden. Dabei Abrollen beider Füße zum Ballenstand und zurück zur Belastung der ganzen Fußsohlen, auch Abrollen der Füße abwechselnd.
Führen	Eine Bewegung straff und gebremst ausführen.
Gehen	Abwechselnd einen Fuß vor, seitlich neben oder hinter dem anderen mit beliebigem Abstand aufsetzen. In der Gymnastik beim Gehen • einfaches Abrollen des Fußes von der Ferse zur Spitze oder • doppeltes Abrollen mit Aufsetzen des Ballens, dann der ganzen Sohle und wieder Abrollen über die Spitze. Beim Gehen hat der Körper ständig Kontakt mit dem Boden.
Gewicht verlagern	• Im Sitzen: das Körpergewicht auf eine Gesäßhälfte verlegen. • Im Grätschstand: das Körpergewicht von der Hüfte aus auf ein Bein verlegen.
Grätschen	Beine gestreckt (im Sitzen auch gebeugt) auseinander nehmen.
Heben	Die Arme und den vorgeneigten Rumpf gestreckt langsam aufwärts bewegen.
Hocken – Anhocken	Beide oder ein gebeugtes Knie möglichst bis zur Brust annähern.
Hüpfen	Den gestreckten Körper auf einem oder beiden Beinen mit leichtem Knie und Fußwippen fortgesetzt hochschnellen. Dabei löst sich der Körper rhythmisch vom Boden.
Kreisen	Einen Kreis mit Händen, Armen, Füßen, Beinen, Kopf und Rumpf beschreiben.
Laufen	Siehe „Gehen“ mit doppeltem Abrollen des Fußes. Beim Laufen sind kurzzeitig beide Füße gleichzeitig vom Boden abgehoben.

Nachwippen	Eine schwingende Vor-, Rück- oder Seitwärtsbewegung, die eine Dehnung verstärkt
Passives Bewegen	Die Bewegung des Übenden erfolgt nicht mit eigener Muskelkraft, sondern wird mithilfe einer zweiten Person ausgeführt.
Pendeln	Armen oder einem Bein einen „Anstoß" geben und ohne neuen Krafteinsatz auspendeln lassen
Pritschen	Einen Ball beim Zuspielen nur kurz annehmen und sofort abschlagen, nicht fangen.
Rumpfbeugen	Die Wirbelsäule in angegebener Richtung Wirbel für Wirbel runden.
Rumpfsenken bzw. -neigen	Den gestreckten Oberkörper in angegebener Richtung neigen, wobei der Kopf in der Verlängerung des Rückens gehalten wird.
Scheren	Die Beine (sitzend oder liegend) oder Arme gestreckt nach innen und außen kreuzend seitwärts rasch aneinander vorbei bewegen.
Schließen	Rückbewegung in die Ausgangsstellung nach Grätschen oder Spreizen
Schwingen	Rasche, lockere Arm- oder Beinbewegung, meist mit Beteiligung des ganzen Körpers
Spreizen	Gestreckte Gliedmaßen rasch, straff weg vom Körper bzw. bei Fingern und Zehen auseinanderbewegen
Springen	Siehe „Federn" b). Beim Springen löst sich der Körper vorübergehend ganz vom Boden.
Trichterkreisen	Straffe, trichterförmige Bewegungen eines oder beider gestreckten Arme oder eines Beins, im Liegen auch beider Beine
Wippen	Eine schwingende Ab- und Aufwärtsbewegung, die sich auf Füße, Knie und Hüften bezieht

6.3 Aufstellungen

Paar nebeneinander

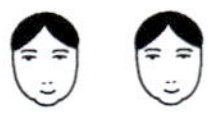

Paar gegenüber

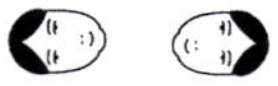

Linie

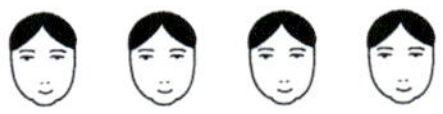

Reihe

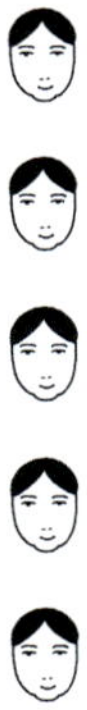

Doppelreihe

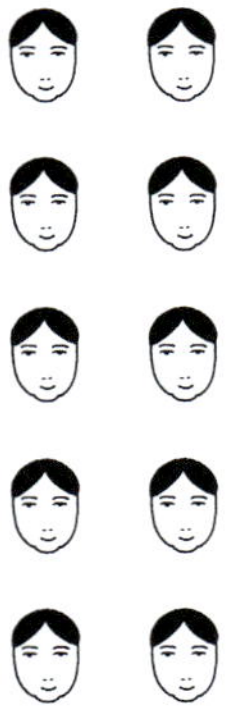

Gasse

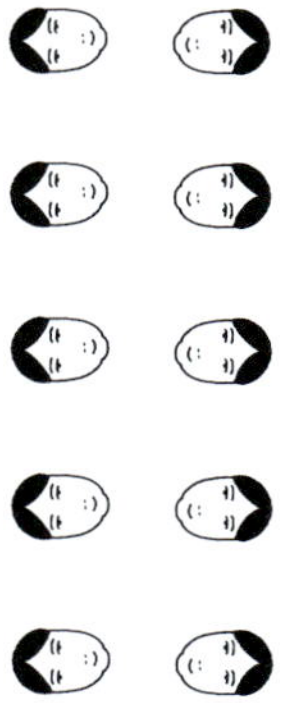

Stirnkreis

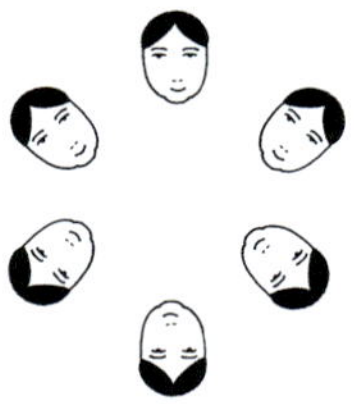

Flankenkreis

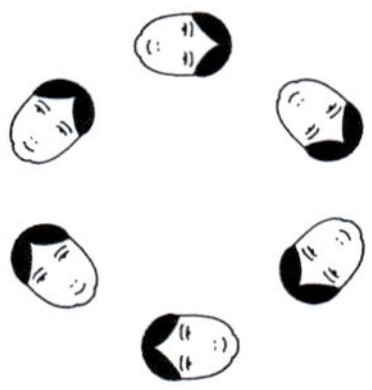

Halbkreis

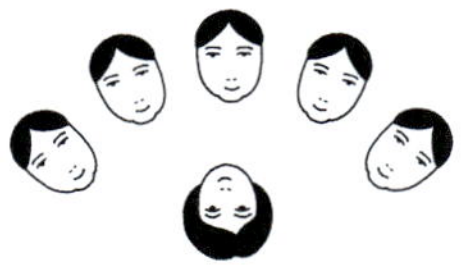

Versetzter Halbkreis

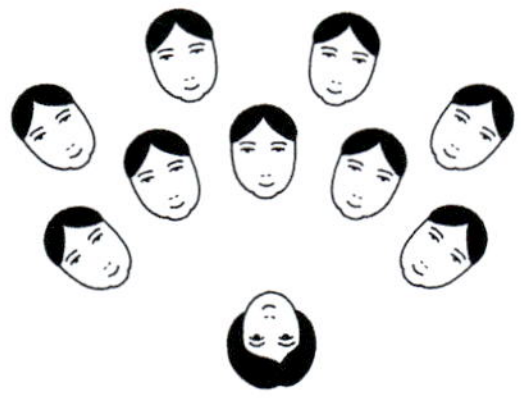

Unregelmäßige Aufstellung im Block

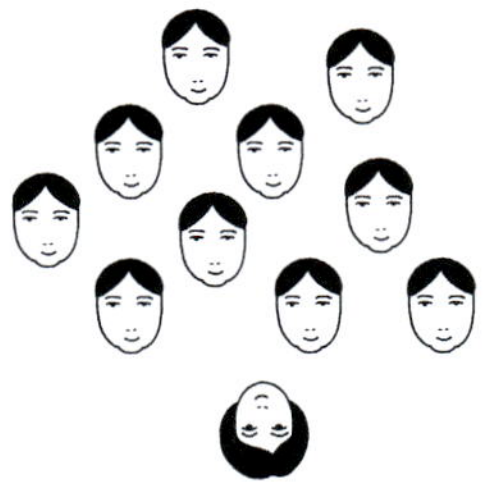

KAPITEL

7 Geh- und Gleichgewichtsübungen

Gehen ist eine natürliche Bewegungsform, die zum Erhalt der Beweglichkeit des ganzen Körpers und zur Anregung von Herz und Kreislauf beiträgt. Gehen
- ist eine Voraussetzung zur Erhaltung der Selbstständigkeit.
- ist erforderlich zur Aufnahme des Kontakts mit anderen Menschen und mit vielseitigen Aktivitäten.
- ermöglicht die Teilnahme an den Geschehnissen der engeren und weiteren Umgebung.
- ermöglicht Selbstbestimmtheit.

Für den alten Menschen, besonders für den Heimbewohner, ist es notwendig, das Gehen ständig zu üben. Der endgültige Verzicht auf den täglichen Spaziergang bedeutet eine gravierende Einengung des Lebensraums. An dem Tag, an dem auch das eigene Zimmer nicht mehr verlassen wird, beginnen die zunehmende Isolation und Entfremdung. Daher gilt:
- Allen, denen das Gehen keine Schwierigkeiten macht, soll die Gymnastik helfen, durch Geh- und Gleichgewichtsübungen den sicheren Gang zu bewahren.
- Alle Geh- und Gleichgewichtsübungen sowie das Balancieren von Handgeräten im Gehen wie im Stehen sind als Sturzprophylaxe geeignet (➤ Übg. 229 bis ➤ Übg. 239 und ➤ Kap. 18, Gleichgewichtsübungen, ➤ Abb. 18.5) Ebenso verhelfen die Mehrfachbewegungen (➤ Abb. 18.4) dem Übenden zu mehr Sicherheit beim Gehen.
- Die Teilnehmer sollten zum täglichen Spaziergang ermuntert werden.
- In Alten- und Pflegeheimen sollte das Gehen täglich geübt werden.

7.1 Gehübungen zur Erhaltung der Sicherheit

Gehen

1 durch die Länge des Raums, diagonal, im Kreis durchgefasst in die Kreismitte oder jeder für sich oder zu Paaren mit unterschiedlichen Handfassungen, kreuz und quer durch den Raum mit selbst gewählten Schrittformen und Armbewegungen, ohne andere zu berühren (➤ Abb. 7.1, ➤ Abb. 7.2)

2 in aufrechter Haltung, Arme schwingen locker gegengleich mit

3 mit betontem Armschwung

4 mit größeren und kleineren Schritten oder auf der Stelle (➤ Abb. 7.3)

5 mit betontem Abrollen des Fußes bis zum federnden Gang

6 ganz leise, d. h. schleichen, Fußspitze setzt zuerst auf
7 dabei auch einmal zur Seite oder nach oben sehen
8 im Zehengang im Wechsel mit normalem Gehen
9 mit unterschiedlichen Armhaltungen, Armführungen oder Händeklatschen
10 in Schlangenlinien oder Kurven
11 mit mehreren Schritten langsam eine halbe oder ganze Drehung ausführen
12 um Hindernisse, auf Aufzeichnungen oder Fußbodenmusterung

Weitere Übungen ➤ Kap. 16.3

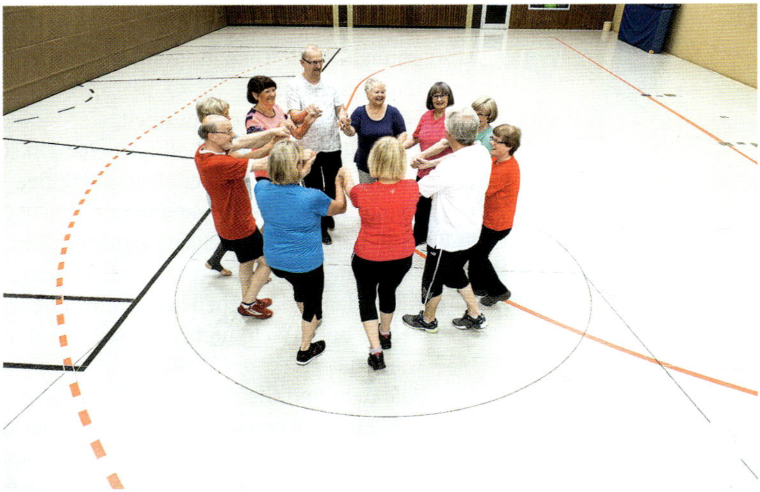

Abb. 7.1 Im Kreis durchgefasst in die Kreismitte gehen (➤ Übg. 1)

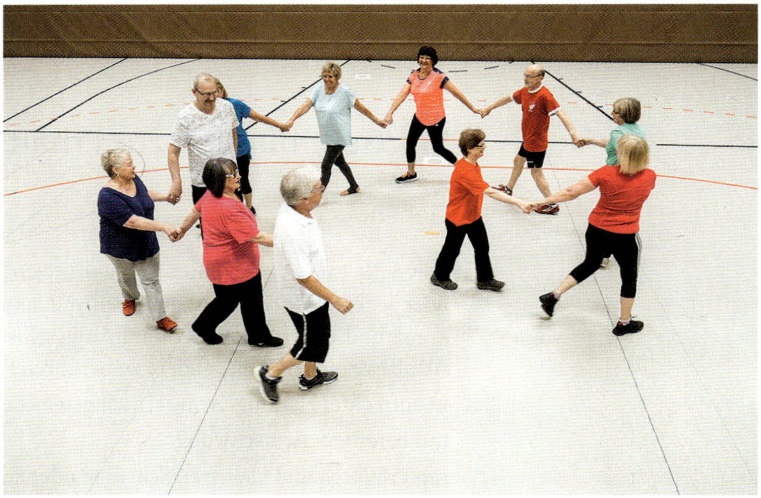

Abb. 7.2 Gehen in der Gruppe (➤ Übg. 1)

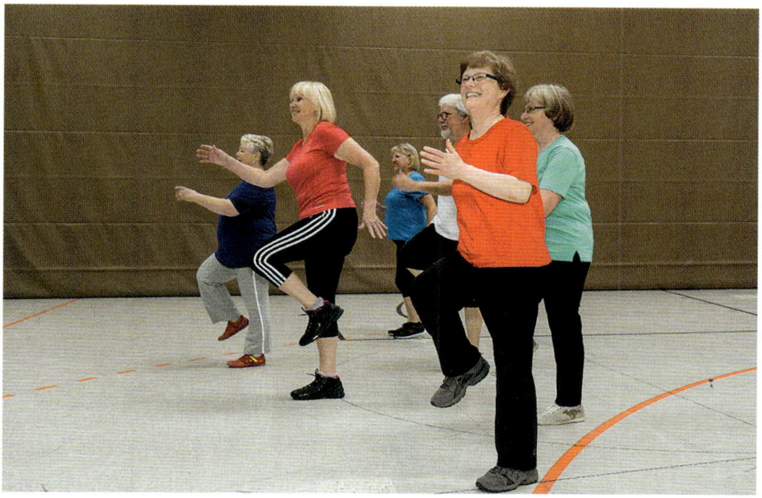

Abb. 7.3 Gehen auf der Stelle (➤ Übg. 4)

7.2 Gehübungen zur Schulung des Gleichgewichts

13 Gehen mit verstärktem Anheben der Knie

14 Gehen auf oder neben Linien und anderen Markierungen (Teppichmuster, gezogenen Strichen, zu Linien ausgelegten Schnüren). Hierbei auch verschiedene Schrittarten und -größen ausprobieren. Je kleiner die Schritte und je langsamer das Tempo, umso schwieriger wird das Balancieren. Arme in Seithalte wie ein Seiltänzer erleichtern diese Übung.

15 Beim Gehen auf einer Linie unterschiedliche Armbewegungen ausführen, die Arme ruhig stellen, z. B. in der Hüfte abstützen, vor oder hinter dem Körper verschränken, Hände in verschiedener Höhe gefaltet halten.

16 Rückwärtsgehen nur mit Partner. Beide geben sich gegenüberstehend die Hände und der Vorwärtsgehende gibt beim Gehen die Richtung an, während der Rückwärtsgehende das Tempo bestimmt und sich auf keinen Fall schieben lässt. Bei besserer Beweglichkeit geben sich die Partner beide die rechte (oder beide die linke) Hand und der Übende geht rückwärts, während der Partner vorwärts geht und aufpasst, dass der Übende nicht gegen ein Hindernis läuft. Der Übende gibt auch hier das Tempo an. Beim Rückwärtsgehen den Oberschenkel zurückführen und im Oberkörper aufrecht bleiben.

17 Gehen durch den Raum mit Überqueren unterschiedlicher Untergründe, z.B. kleine Gymnastikmatten, dicke Weichbodenmatten sowie Durchqueren eines Hindernisparcours, vorgegeben durch kleine Hütchen oder Alternativen

7.3 Einige Schrittarten

18 **Ausfallschritt** vorwärts oder rückwärts: Ein Bein zu einem großen Schritt nach vorn oder hinten führen und mit dem Ballen zuerst aufsetzen, das Knie beugen. Das Körpergewicht ist auf den vor- bzw. rückwärts gesetzten Fuß verlagert. Der Oberkörper bleibt aufrecht.

19 **Nachstellschritt:** einen Fuß vor-, rück- oder seitstellen, den anderen Fuß nachstellen und wieder den ersten Fuß vor-, rück- oder seitstellen.

20 **Wechselschritt:** schneller Nachstellschritt rechts vorwärts und sofort wieder den rechten Fuß vorstellen, dann folgt ein Nachstellschritt links vorwärts und den linken Fuß sofort wieder vorstellen.

21 **Dreierschritt:** Gehen im Dreierrhythmus, wobei die Schritte gleich groß sind, aber der erste Schritt wird etwas betont. Beim Dreierschritt nicht hoch und tief gehen, sondern vorwärts drängen. Dreierschritt seitwärts: Abwechselnd drei Schritte nach rechts und links gehen mit Übersetzen des zweiten Fußes.

22 **Kreuzschritt:** Seitwärtsgehen durch Seitschritt des ersten Fußes und der zweite Fuß überkreuzt den ersten. Dann wieder Seitschritt des ersten Fußes etc. Es heißt Vorderkreuzschritt, wenn der zweite Fuß vor dem ersten überkreuzt (➢ Abb. 7.4) und Hinterkreuzschritt, wenn der zweite Fuß hinter dem ersten überkreuzt. Geübte können auch abwechselnd Vorder- und Hinterkreuzschritt ausführen. Beim Seitwärtsgehen weder die Füße noch den Oberkörper in Gehrichtung verdrehen.

23 **Kniehebeschritt:** vorwärtsgehend die Beine aktiv heben bis ca. das Knie auf Hüfthöhe ist. Geübte können den Armeinsatz verstärken, indem sie die jeweils linke Hand zum rechten Knie führen bzw. die rechte Hand zum linken Knie führen.

24 **Passgang:** abwechselnd den linken Arm und den linken Fuß sowie anschließend den rechten Arm und den rechten Fuß zusammen nach vorne bewegen.

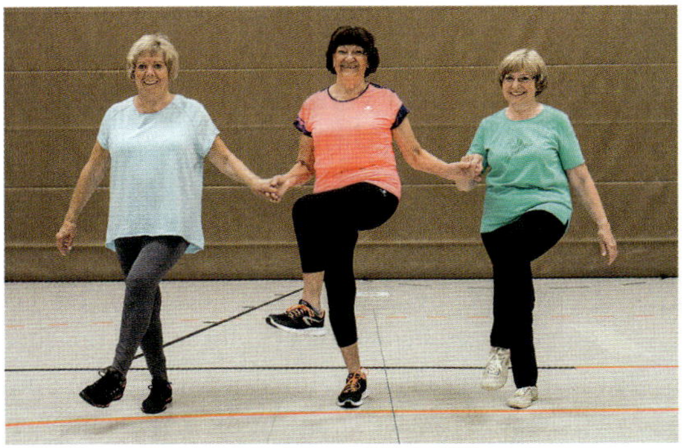

Abb. 7.4 Vorderkreuzschritt (➢ Übg. 22)

Lernziel

Für alle Gehfähigen: Geh- und Gleichgewichtsübungen sollen vor allem die Sicherheit beim Gehen schulen. Die Fähigkeit, sich in der freien Natur oder im städtischen Verkehr zu bewegen, soll erhalten bleiben. Bei Personen mit einem erhöhten **Sturzrisiko** soll dieses Risiko minimiert werden und somit die Mobilität des Einzelnen möglichst lange erhalten bleiben.

Methodische Hinweise

- Gehübungen geradeaus sind leichter auszuführen als auf der Kreislinie.
- Geht die Gruppe auf der Kreislinie, so geht der Übungsleiter im Kreis in entgegengesetzter Richtung. Er kann so am besten alle Teilnehmer beobachten und die Teilnehmer können sehen, was der Übungsleiter vormacht.
- Fuß-, Bein- und Hüftübungen unterstützen die Gehschulung.
- Zunächst den Gang der Teilnehmer beobachten auf Sicherheit, Haltung, Aufsetzen und Abrollen des Fußes sowie Armschwung.
- Nur wenn der Gang harmonisch ist, sollte mit komplizierteren Gehübungen (z. B. Zehengang) begonnen werden.
- Zehengang immer nur kurzfristig ausführen lassen, soweit überhaupt möglich.
- Wenn der Armschwung funktioniert, können beim Gehen auch andere Armbewegungen wie Klatschen, Kreisen etc. ausgeführt werden.
- Halbe oder ganze Drehungen regelmäßig üben, da sie in der Wohnung ständig ausgeführt werden müssen und es hierbei besonders häufig zu Stürzen kommt. Aber langsam mit mehreren Schritten drehen.
- Bei Gehübungen mit Gruppen ist rhythmische Begleitung zu empfehlen. Das Tempo muss von der Gruppe als angenehm empfunden werden.
- Schrittarten, meistens in Bewegungsspielen enthalten, werden am günstigsten mit Anfassen zu Paaren oder in der Gruppe ausgeführt.

Einschränkungen

- Keine Gehübungen auf Strümpfen oder in Schuhen, die man verliert (Pantolette) oder in denen man leicht umknickt, ausführen lassen.
- Keine unbeabsichtigten Hindernisse im Raum liegen lassen, da diese übersehen werden können und ein Verletzungsrisiko bergen.

7.4 Wieder gehen lernen nach Bettlägerigkeit

In der Altenpflege ist man dazu übergegangen, bettlägerige alte Menschen möglichst schnell wieder auf das Aufstehen vorzubereiten. Bei ständiger ärztlicher Beratung werden Physiotherapeuten und Altenpfleger oder andere Pflegepersonen die Anleitung zum Wieder-Gehen-Lernen geben. Die Angst vor dem Gehen und die Unsicherheit nach längerer Bettlägerigkeit können nur durch eine konsequente Gehschule überwunden werden. Das wird sich meistens in folgenden Stufen vollziehen:

- Vorbereitende Bewegungs- und Kräftigungsübungen besonders der Beine und Füße im Bett
- Sitzen auf der Bettkante, Füße sind auf dem Boden oder Hocker aufgestellt.
- Sitzen im Sessel
- Gymnastik auf dem Stuhl mit Lehne
- Stehen am Bett oder mit anderer Haltemöglichkeit
- Beim Stehen mit Festhalten leichte Übungen wie Gleichgewichtsverlagerung, leichtes Wippen in den Knien, Abrollen eines Fußes, Gehen auf der Stelle
- Gehen mit einer Hilfeperson
- Gehen mit Rollator bei Steigerung der Dauer und Strecke
- Gehen mit Krücken oder Stöcken
- Treppensteigen mit Hilfsperson und Festhalten am Geländer

Ziel der Schulung ist das Gehen möglichst ohne Hilfsmittel.

KAPITEL

8 Mobilisationsübungen

Mobilisationsübungen sind Bewegungen, die ohne starke Muskelanspannung ausgeführt werden. Sie haben den Sinn, ohne große körperliche Anstrengung die Durchblutung der Muskulatur zu fördern, die Gelenke zu mobilisieren sowie den gesamten Körper zu erwärmen. Zudem können Verspannungen und faziale Verklebungen verhindert oder gelöst werden. Psychisch und physisch stimmen Übungen zur Mobilisation auf die anschließenden Übungsformen ein.

Um das komplette Bewegungsausmaß eines Gelenks zu erhalten und zu fördern sowie Bewegungseinschränkungen zu reduzieren, kommen Mobilisationsübungen in nahezu jeder Bewegungseinheit vor. Da die Übungen einen beweglich machenden und vorbereitenden Charakter haben, sind sie besonders **zu Beginn einer Bewegungseinheit** zu platzieren. Gut einsetzbar sind sie ebenfalls in Erholungsphasen nach einer intensiven Übung oder zum Abschluss einer Trainingseinheit, um die Erholung einzuleiten.

8.1 Übungsbeispiele

25 Aufrechte Haltung, die Schultern sind entspannt. Den Kopf leicht nach rechts und links drehen.

26 Aufrechte Haltung, die Schultern sind entspannt. Den Kopf leicht nach rechts und links neigen, also das Ohr Richtung Schulter bewegen.

27 Aufrechte Haltung, die Schultern sind entspannt. Das Kinn auf der Brust „ablegen" und wieder geradeaus schauen im Wechsel.

28 Die Arme locker in verschiedene Richtungen bewegen und zurück zur Ausgangsstellung.

29 Die Unterarme kreisen vor dem Körper umeinander. Dann während des Kreisens die Arme auch leicht nach vorn oder seitlich bewegen ohne oder mit Beteiligung des Rumpfes.

30 Die Schultern heben und fallen lassen ohne Beteiligung des Oberkörpers.

31 Die Schultern kreisen rückwärts und vorwärts ohne Beteiligung des Oberkörpers. In Rückenlage bedingt möglich.

32 Die Hände leicht schütteln bei unterschiedlicher Armhaltung oder Armführung. In Rückenlage die Arme senkrecht stellen.

33 Die Finger spielen Klavier in der Luft oder auf einer Unterlage (Oberschenkel, Matratze).

34 Die Hände kreisen aus dem Handgelenk ein- und auswärts. Die Unterarme kreisen nicht mit.

35 Die Hände aus dem Handgelenk nach rechts und links sowie nach unten und oben bewegen. Die Unterarme sind an den Bewegungen nicht beteiligt.

36 Die Handflächen liegen auf den Oberschenkeln oder in Rückenlage auf der Unterlage neben dem Körper. Abwechselnd locker mit der Faust und flachen Hand auf die Unterlage klopfen.

37 Alle möglichen Formen des In-die-Hände-Klatschens: Zusammenklatschen der Handflächen, von Handfläche und Handrücken oder beider Handrücken(> Abb. 8.1). Klatschen mit unterschiedlichen Armhaltungen, oben, unten, rechts, links, vorn, hinten, im Sitz unter einem angehobenen Bein.

! 38 Den Fuß aus dem Fußgelenk schütteln. In Rückenlage am besten mit angehobenem, gebeugtem Bein.

! 39 Alle Zehen locker bewegen oder auseinander spreizen.

! 40 Mit den Zehen etwas greifen (z.B. eine aufgeklappte, auf dem Boden liegende Zeitung oder die eigenen Strümpfe).

! 41 Der Fuß kreist ein- und auswärts. Der Unterschenkel kreist nicht mit.

! 42 Radfahren mit einem Bein, vorwärts und rückwärts. Im Liegen in Rücken- und Seitenlage möglich.

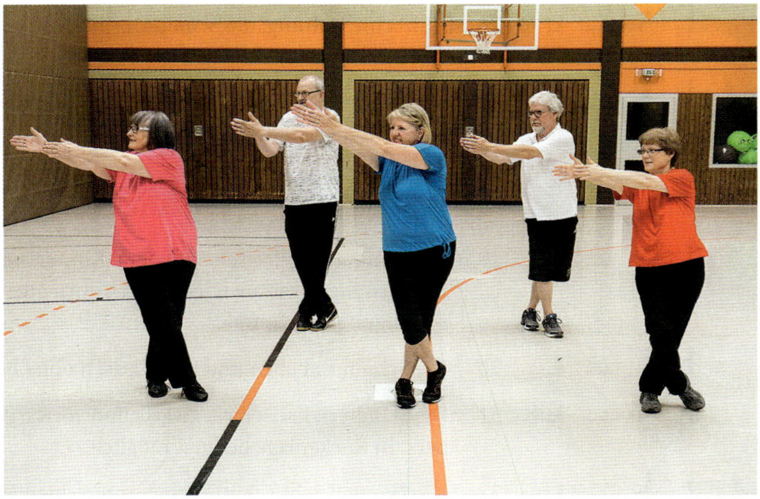

Abb. 8.1 Seitliches Klatschen rechts und links abwechselnd mit Auftippen eines Fußes zur entgegengesetzten Seite

Lockerungsübungen, die nur sitzend oder stehend ausgeführt werden könzz-nen:

43 Vorrück- und Kreisschwünge der Arme seitlich des Körpers ohne und mit Beteiligung des ganzen Körpers aus dem Stand, auch mit Ausfall- oder Dreierschritt (➢ Abb. 8.2).

44 Grätschstellung, Seit- und Kreisschwünge der Arme vor dem Körper ohne und mit Beteiligung des ganzen Körpers, auch mit Ausfallschritt seitwärts oder Dreierschritt

! 45 Ein Bein vor- und rückschwingen. Der Oberkörper bleibt aufrecht.

! 46 Ein Bein vor dem Körper seitwärts nach rechts und links schwingen. Der Oberkörper bleibt aufrecht (➢ Abb. 8.3).

47 Leichtes Federn in den Kniegelenken. Keine tiefe Kniebeuge unter oder gleich 90°.

! 48 Ein Bein schwingt um das Standbein mit Auftippen des Fußes über Kreuz vorn und hinten. Der Oberkörper bleibt aufrecht.

49 Einen Oberschenkel anheben und wenn nötig mit den Händen halten. Der Unterschenkel wippt locker auf und ab oder kreist (➢ Abb. 8.4).

50 Leichte Grätsche. Durch leichte Rumpfdrehung abwechselnd nach rechts und links pendeln die lockeren Arme hin und her.

51 Grätschstellung, die Hände in den Hüften. Seitlichen Rumpfbeugen, nach rechts und links, nicht bis zur äußersten Grenze.

52 Grätschstellung, die Hände in den Hüften. Rumpfdrehen nach rechts und links, nicht bis zur äußersten Grenze.

53 Abwechselnd den Rumpf beugen und Wirbel für Wirbel wieder aufrichten.

! 54 Lockeres Rumpfkreisen

55 Grätschstellung, die Hände in den Hüften. Das Becken ist „ein mit Wasser gefüllter Eimer", dieser soll abwechselnd nach vorne und nach hinten „ausgekippt" werden.

56 Grätschstellung, die Handflächen zeigen zur Decke, Arme sind leicht angehoben. Der Blick geht schräg nach vorne/oben, die Arme werden nach hinten geführt, die Schulterblätter zusammengezogen.

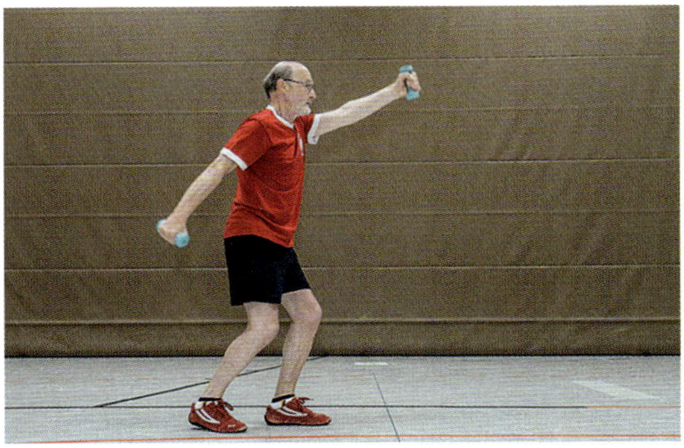

Abb. 8.2 Vorrückschwung eines Armes mit einem Doppelklöppel oder einer Hantel (➢ Übg. 43)

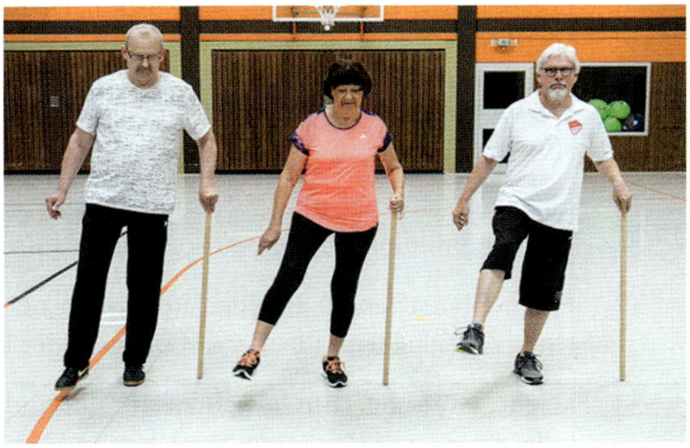

Abb. 8.3 Seitschwung eines Beins mit Festhalten am Stuhl oder auf einen Stab gestützt (➢ Übg. 46)

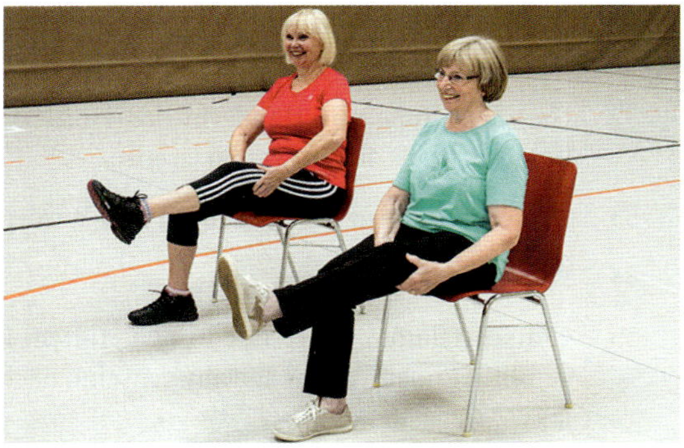

Abb. 8.4 Lockeres Wippen des Unterschenkels (➢ Übg. 49)

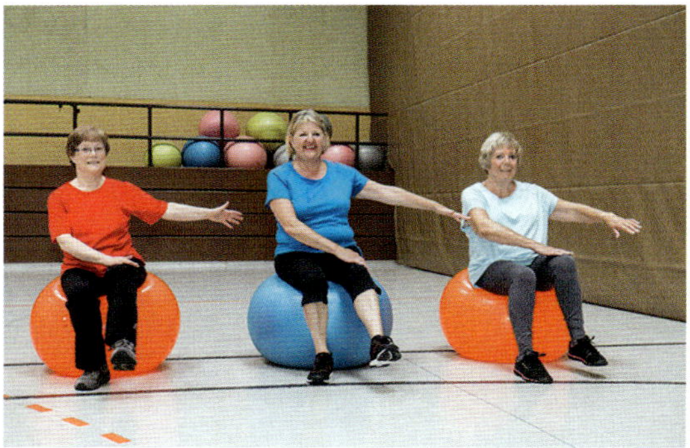

Abb. 8.5 Abwechselnd ein Bein anheben und mit der gegenseitigen Hand gegen das Knie tippen.

Lernziel

Der Übende soll lernen, einzelne Körperregionen sowie den ganzen Körper zu mobilisieren, um Verkrampfungen, Verklebungen und Verspannungen entgegenzuwirken. Zudem erhalten diese Übungen bei regelmäßiger bis täglicher Ausführung das optimale, physiologisch limitierte Bewegungsausmaß der Gelenke. Dadurch ermöglichen sie eine besonders gute Bewegungsqualität und reduzieren so auch das Risiko für Bewegungseinschränkungen. Es soll vermittelt werden, dass Mobilisationsübungen zur **Erwärmung** jedes Bewegungstrainings geeignet sind.

Methodische Hinweise

- Vorsichtig an das maximal mögliche Bewegungsausmaß herantasten.
- In schwierigen Fällen kann eine Entspannung der Muskulatur durch vorherige länger andauernde Anspannung erreicht werden.
- Bei Armschwüngen im Stand ist der ganze Körper in schwingender Bewegung. Daher immer mit leicht gebeugten Knien und Hüften schwingen.
- Bei Übungen der Wirbelsäule, Schultern und Arme im Sitzen nicht anlehnen, um die Bewegungen nicht zu behindern und um Verspannungen zu vermeiden.

Einschränkungen

Auch ➢ Kap. 5.5

- Bei Mobilisationsübungen der Halswirbelsäule den Kopf lediglich nach vorne und zur Seite bewegen (Rückneigungen der Halswirbelsäule vermeiden).
- Die Übungen zur Mobilisation immer an die physiologischen Voraussetzungen der Gelenke anpassen, keine Bewegungsrichtung auslassen.
- Rotationsbewegungen der Wirbelsäule kommen hauptsächlich aus dem Brustwirbelbereich, in der Lendenwirbelsäule ist kaum Rotation möglich.
- Auch bei bereits bestehenden Einschränkungen in Gelenken das noch mögliche Bewegungsausmaß voll ausschöpfen, um es zu erhalten.
- In jeder Einheit soll die Aufrichtung der Wirbelsäule trainiert werden. Hierzu eignen sich Mobilisationsübungen.

KAPITEL

9 Dehnübungen

Die physiologische Beweglichkeitsgrenze verschiebt sich mit fortschreitendem Alter, der Körper wird „steifer" und unbeweglicher. Dies wird noch gefördert, indem sich die natürlichen Alltagsbewegungen im Alter verkleinern, dies ist besonders an der Schrittgröße beim Gehen zu beobachten. Daher ist es von großer Wichtigkeit, die Strukturen regelmäßig zu dehnen und zu mobilisieren, um sich das größtmögliche Bewegungsausmaß zu erhalten und um bereits vorliegende Beweglichkeitseinschränkungen wieder zu reduzieren.

Dehnübungen sind durch die **Dehnfähigkeit der „weichen" Strukturen** (Muskeln, Sehnen, Bänder, Kapsel) sowie die **Gelenkigkeit der „harten" Strukturen** (Knochen und Knorpel, Gelenkbeschaffenheit) limitiert. Das natürlich vorgegeben Bewegungsausmaß eines Gelenktyps ist hierbei immer zu beachten.

Mit Streck- und Dehnübungen soll versucht werden, die Beweglichkeit zu erhalten oder zu verbessern, um einen größeren Bewegungsumfang zu erreichen. Besonders im Fokus liegen hier die zur Verkürzung neigenden (Beuge-) Muskeln. Hierzu zählen insbesondere:

- Die hintere Halsmuskulatur
- Die Brustmuskulatur
- Die Muskulatur des unteren Rückens
- Die Hüftbeuger
- Die rückseitige Oberschenkelmuskulatur

Die genannten Muskelgruppen sollen in jeder Übungseinheit entsprechend gedehnt werden. Außerdem kann mit regelmäßig ausgeführten, dynamischen Dehnübungen eine Kräftigung der entsprechenden Gegenspielermuskeln **(Antagonisten)** erreicht werden.

Einflussfaktoren auf die Beweglichkeit

Die Beweglichkeit ist durch folgende äußere und innere Faktoren limitiert, die nur teilweise beeinflussbar sind:

- Innere Faktoren:
  - Alter
  - Geschlecht
  - Anamnese
  - Körpermaße (Umfang, Größe)
  - Körpermassenverhältnisse (Muskulatur, Fettgewebe)
- Äußere Faktoren:
  - Tageszeit
  - Temperatur
  - Hilfsmittel (z.B. Partner beim Dehnen)

9.1 Übungsbeispiele

57 Alle Finger spreizen und schließen.

58 Die Finger spreizen. Die Fingerspitzen beider Hände aneinander legen und vorsichtig so zusammendrücken, dass die Hände nach außen gedehnt werden.

59 Einige Sekunden die Arme und die Hände strecken oder bei äußerster Streckung der Arme die gestreckten Hände nach oben anwinkeln.

60 Einen oder beide Arme gleichzeitig oder abwechselnd in verschiedene Richtungen aus der Schulter herausziehen ohne Bewegung der Wirbelsäule.

61 Im Stand Grätschstellung. Den rechten Arm gestreckt von rechts unten weit nach links oben oder den linken Arm von links unten weit nach rechts oben führen und zurück.

62 Die Fingerspitzen beider Hände auf die seitengleichen Schultern legen. Versuchen, die Ellenbogen bis zum gegenseitigen Berühren nach vorn zu führen, die Ellenbogen aus der Vor- und Seithalte nach oben und unten oder nach hinten führen.

63 Die Hände hinter dem Rücken falten, im Sitzen hinter der Stuhllehne. Die Arme abspreizen, die Körperhaltung ist aufrecht.

64 Den rechten Arm aus der Hochhalte nach hinten beugen und die Hand zwischen die Schulterblätter führen. Die linke Hand kommt von unten der rechten entgegen. Beide Hände versuchen, sich zu berühren und umgekehrt (Übergabe eines Rhythmusholzes oder Gymnastikstabs hinter dem Rücken (➢ Abb. 9.1).

65 Alle Zehen spreizen und schließen.

66 Ein Bein in beliebiger Ausgangshaltung einige Sekunden strecken. Den Fuß ebenfalls strecken oder kräftig anbeugen.

67 Ein Bein seitwärts spreizen, der Oberkörper bleibt aufrecht.

68 Ein Bein rückwärts spreizen, die Fußspitze aufsetzen. Die Fußspitze tippt bei gespreiztem Bein hinter dem Körper nach rechts und links. Der Oberkörper bleibt aufrecht (➢ Abb. 9.2).

69 Im Stand ein Bein, im Sitz oder liegend auch beide Beine abwechselnd aus dem Hüftgelenk ziehen. Auf dem Stuhl dabei seitlich am Sitz festhalten und die Ferse weit vorschieben.

70 Die rechte Fußsohle an die Innenseite des linken Knies legen.

71 Ein Bein anhocken und mit beiden Händen unter dem Oberschenkel fassen. Den Oberschenkel nach oben ziehen mit geradem Rücken oder mit Entgegenkommen des Kopfes (Knie zur Nasenspitze, ➢ Abb. 9.3).

72 Den Kopf aus dem Schultergürtel nach oben recken, dabei nicht den Kopf nach vorn oder hinten beugen.

73 Den Kopf soweit wie möglich zur Seite drehen, das Kinn zur Schulter führen. Den Kopf wieder aufrichten und zur Ausgangsstellung zurückdrehen.

74 Im Stehen wie im Sitzen Grätschstellung der Beine. Die Hände in die Hüften. Den Kopf und Rumpf seitwärts drehen.

75 Im Stehen wie im Sitzen Grätschstellung der Beine. Seitneigen des Rumpfes mit den Armen in Hochhalte (➤ Abb. 9.4).

76 Auf dem Stuhl auf der vorderen Hälfte des Sitzes mit nach vorn gestreckten und leicht gegrätschten Beinen sitzen, die Arme in Seithalte. Ohne den Kopf fallen zu lassen, beide Hände zu den Füßen führen und wieder zur Ausgangshaltung (Rumpfbeuge). Diese Übung nicht im Stehen ausführen. Das Gleiche mit einer Hand zum gleichseitigen oder entgegen gesetzten Fuß.

77 Die Hände über dem Kopf falten oder ein Säckchen oder Ball fassen und die Arme nach oben recken bis zur äußersten Streckung des Rumpfes (➤ Abb. 9.5).

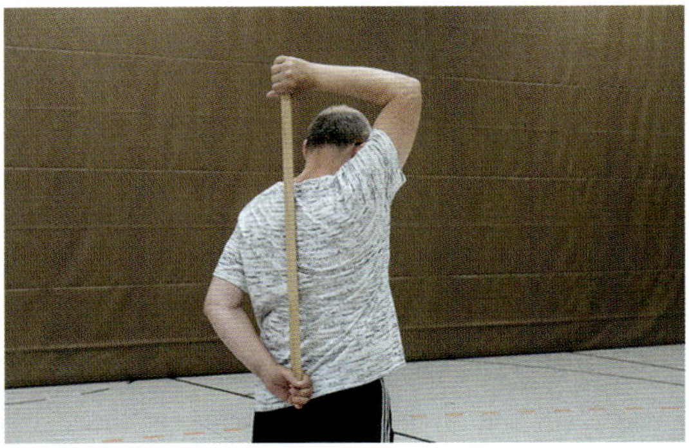

Abb. 9.1 Übergabe eines Gymnastikstabs hinter dem Rücken zur Schultergürteldehnung (➤ Übg. 64)

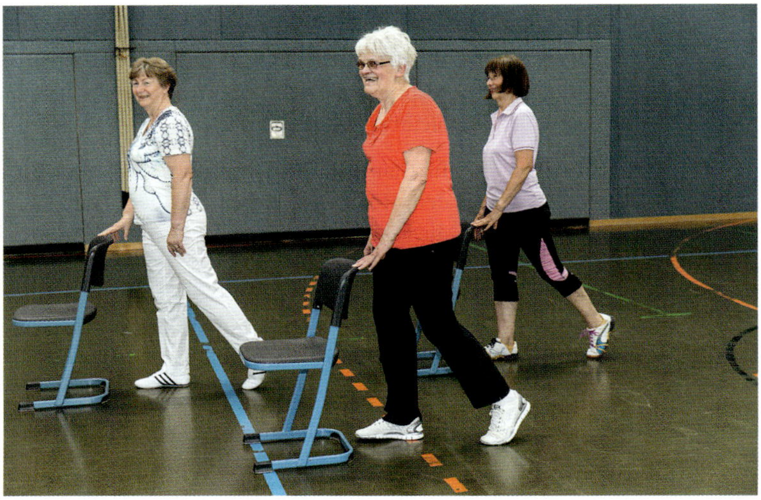

Abb. 9.2 Streckung im Hüftgelenk (➤ Übg. 68)

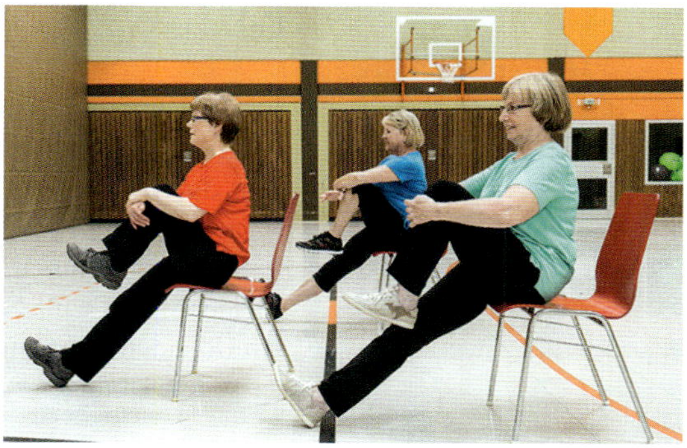

Abb. 9.3 Dehnung des Hüftgelenks nach vorn (➢ Übg. 71)

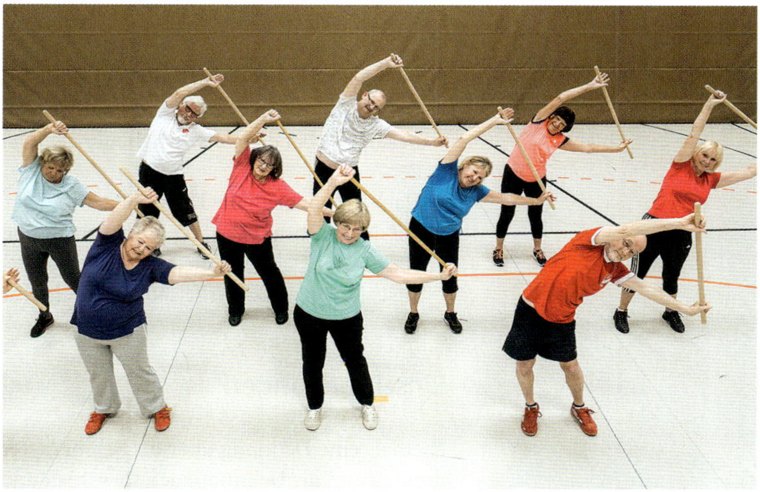

Abb. 9.4 Seitneigen des Rumpfes mit den Armen in Hochhalte, einen Gymnastikstab gefasst (➢ Übg. 75)

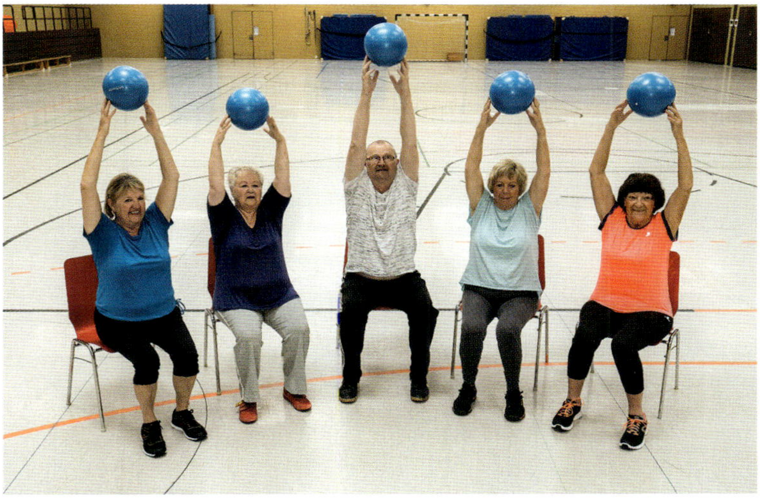

Abb. 9.5 Rumpfstrecken mit einem Gymnastikball (➢ Übg. 77)

Lernziel

Bei der Durchführung regelmäßiger Gymnastik wird der Übende, sofern keine krankhaften Gelenk- oder Muskelveränderungen vorliegen, beobachten, dass durch Dehnübungen das bestehende Bewegungsausmaß erhalten und sogar wieder verbessert werden kann. Notwendige **Bewegungen des Alltags,** z. B. Haare kämmen, Rücken und Füße waschen, Strümpfe anziehen und Kleider hinten schließen, fallen wieder leichter. Zudem beschreiben die meisten Übenden Dehnungen und deren Effekt auf den Körper als angenehm, sodass diese Übungen zum Wohlbefinden beitragen können.

Methodische Hinweise

- Während des Übens immer wieder zu größeren Bewegungen anregen.
- Dehnübungen langsam ausführen, nicht über die Schmerzgrenze hinaus.
- Besonders bei der Halswirbelsäule die Rückneigung des Kopfes vermeiden.
- Nach Möglichkeit die Dehnung einige Sekunden halten, eventuell noch vorsichtig etwas verstärken, aber nicht über die Schmerzgrenze hinaus.
- Nach jeder Dehnung die Muskulatur lockern oder eine Gegenbewegung anschließen, z. B. Wirbelsäule abwechselnd beugen und strecken.

Einschränkungen

Niemals eine Dehnung über die Schmerzgrenze hinaus verstärken. Bei Partnerübungen die Dehnübungen so wählen und die Übenden so sensibilisieren, dass **keine Gefahr der Überdehnung oder Verletzung** besteht. Bei jeder Dehnübung soll der Übende zunächst seine individuelle Dehngrenze vorsichtig erspüren, bevor die Übung als Partnerübung ausgeführt werden darf. Besonders bei vorausgegangenen Verletzungen oder Traumata (z.B. Hüftendoprothese) muss das ärztlich vorgegebene Dehnausmaß eingehalten werden, um Folgeverletzungen zu verhindern.

KAPITEL

10 Übungen zur Kräftigung der Muskulatur

Es ist eine bekannte Tatsache, dass der Mensch mit 60 Jahren nur noch etwa 80 % der Muskulatur besitzt, über die er in jungen Jahren verfügte und dass der Muskelschwund mit zunehmendem Alter fortschreitet. Mit ansteigendem Alter reduziert sich der prozentuale Anteil der Muskelmasse. Die Rückbildung wird beschleunigt, wenn die Muskulatur nicht genügend oder gar nicht mehr (z. B. bei Bettlägerigkeit) gefordert wird. Da im Alter gewöhnlich das Leben bewegungsärmer verläuft, tut niemand alten Menschen, insbesondere Heimbewohnern und Bettlägerigen wirklich einen Gefallen, wenn er ihnen in gut gemeinter Hilfsbereitschaft und Fürsorge Bewegungen abnimmt, die sie noch selbst ausführen können.

Von der muskulären Leistungsfähigkeit hängen die Bewegungsfähigkeit und -sicherheit im Alter ab, was auch für das **Sturzrisiko** mit ihren Folgen von Bedeutung ist. Es ist wissenschaftlich bewiesen, dass die **Trainierbarkeit der Muskulatur** bis ins hohe Alter erhalten bleibt. Durch verstärkte Beanspruchung wird die Muskulatur besser durchblutet und mit mehr Sauerstoff versorgt und dadurch werden Stoffwechsel und Zellerneuerung im Muskel gefördert. In der Gymnastik mit älteren Menschen gewinnen daher spezielle Übungen gegen den Muskelabbau an Bedeutung, in Gruppen der Hochaltrigen (ca. im Alter über 80 Jahren) bilden sie in den Übungsstunden einen besonderen Schwerpunkt. Dabei ist die **individuelle Leistungsfähigkeit** der Teilnehmer zu berücksichtigen, um Über- bzw. Unterforderung zu vermeiden.

Ein intensives und von speziell geschulten Übungsleitern kontrolliertes Training ist die Voraussetzung für einen spürbaren Muskelaufbau. Dabei werden unter anderem für die Teilnehmer individuell entsprechende Gymnastikhanteln und Fußgelenkmanschetten benutzt. Diese Geräte sind mit unterschiedlichem Gewicht für ein erfolgreiches Widerstandstraining im Handel erhältlich.

Die vorhandene Muskelkraft kann durch **dynamische** und **statische Übungen**, d. h. durch Bewegung oder durch Muskelanspannung ohne Bewegung, erhalten oder verbessert werden. Man spricht auch von isotonischer und isometrischer Muskelanspannung:

- **Isotonisch:** dynamische Muskeltätigkeit (Bewegung)
- **Isometrisch:** statische Muskelanspannung (Halten)

Den dynamischen Übungen wird allgemein der größere Wert beigemessen als den statischen. Denn Bewegung bewirkt ein harmonisches Wachstum von Muskeln und Kapillaren, das im Einklang steht mit der Beschaffenheit von Knochen, Gelenken und Bändern, und sie belebt außerdem Herz, Kreislauf und Atmung. Dagegen kommen statische Übungen ausschließlich den Muskeln zugute.

Gegen das Nachlassen der Kräfte im Alter wird der Übungsleiter gezielt Übungen einsetzen, die eine kräftige Muskelanspannung erfordern. Für die Muskelregionen, die vorwiegend Bewegungsarbeit zu leisten haben (Arme, Beine), ist ein Bewegungstraining vorrangig, während für die Muskeln des Rumpfes und um das Hüftgelenk für ihre Aufgabe, Haltearbeit zu leisten, auch statische Übungen (Halteübungen) angezeigt sind. Als Indikator für eine gute **Belastungsintensität,** die sich aus Gewicht und Widerholungszahl ergibt, kann ein „brennendes" Gefühl im trainierten Muskel herangezogen werden, das sich innerhalb der letzten 2–3 Wiederholungen ausbreitet. Dieses Gefühl zeigt an, dass die Belastungsintensität gut gewählt ist. Denn um Trainingseffekte zu erzielen, muss der Muskel in den Grenzbereich seiner Leistungsfähigkeit gebracht werden. Lautet das Ziel, die **Kraftausdauer** zu trainieren, sind zwischen 20–40 Wiederholungen pro Serie durchzuführen. Je nach Leistungsfähigkeit kann die Anzahl der Serien zwischen 1 und 6 variieren. Liegt der Fokus auf der Steigerung der Muskelkraft sind 8–15 Wiederholungen zu absolvieren. Die Anzahl der Serien liegt hier zwischen 2 und 6.

10.1 Übungen zur Kräftigung im Allgemeinen

78 Die Hand zur Faust fest schließen, locker öffnen. Der Daumen bleibt außen.

79 Den Fingernagel eines Fingers (nacheinander alle Finger) gegen die Daumenkuppe drücken und wegschnellen bis zur Streckung der ganzen Hand.

80 Die Handflächen aneinander legen. Die Fingerspitzen einer Hand drücken gegen die der anderen Hand, sodass diese im Handgelenk nach hinten abknickt.

81 Die Finger spreizen. Mit Kraft die Finger langsam zur Faust schließen, als ob man einen großen, nassen Schwamm zusammendrückt.

82 Die Hand liegt mit leicht geöffneten Fingern auf der Unterlage oder Oberschenkel. Nacheinander eine Fingerkuppe in die Unterlage drücken.

83 Aus allen Ausgangshaltungen führende Bewegungen der Arme ausführen, in alle Richtungen, z. B. vor- und rückwärts, seitwärts, auf- und abwärts sowie kreisend.

84 Boxen in alle Richtungen.

85 Mit aufgestellter Hand in alle Richtungen etwas wegschieben, ohne und mit Beteiligung des Rumpfes.

86 Die Hände neben dem Kopf mit nach oben zeigender Handfläche, Arme nach oben stemmen, als trügen die Hände ein Gewicht.

87 Die Arme in Vorhalte, die Handflächen aneinander legen. Aus der Schulter heraus die gestreckten Arme nach innen und außen drehen, sodass abwechselnd Handflächen und Handrücken aneinander liegen. Dabei jeweils die Handflächen bzw. Handrücken fest aneinander drücken.

88 Die Arme in Seithalte, den Unterarm rechtwinklig anbeugen. Mit dieser Armhaltung den Unterarm nach oben und unten führen.

89 Die Zehen mehrmals kräftig krallen – locker lassen. Bei Krampf sofort aufhören.

90 Das gestreckte Bein leicht anheben. 10- bis 12-mal nicht zu langsam den Fuß kräftig strecken und anziehen. Die Übung kräftigt nicht nur Fuß- und Unterschenkelmuskulatur, sondern sie unterstützt auch in besonderem Maße die Arbeit der Venen in den Beinen, nämlich den Blutfluss zum Herzen.

! 91 Mehrmals abwechselnd in den Ballenstand heben und Fersen langsam senken.

! 92 Mit angezogenem Fuß in verschiedene Richtungen stoßen.

! 93 Führende Bewegungen im Stand und im Liegen mit einem Bein, sitzend auch mit beiden Beinen in alle möglichen Richtungen ausführen (➤ Abb. 10.1).

! 94 Grätschstand. Das Körpergewicht von einem Fuß auf den anderen verlagern, später auch mit Anheben der Fersen beim Verlagern. Die Knie beugen sich über die leicht nach außen gestellten Füße, jedoch nicht nach innen verdrehen.

95 Ein Knie heben, das Bein strecken und absetzen. Das gestreckte Bein wieder heben, beugen und zur Ausgangsstellung zurücknehmen.

96 Seitlich auf dem Stuhl sitzen und sich mit der der Lehne zugewandten Hand an der Lehne festhalten (➤ Abb. 10.2). Im Liegen Rückenlage, statt der Radfahrbewegung beide Beine anheben, strecken und wieder beugen. Je flacher die Bewegung im Liegen ausgeführt wird, umso anstrengender ist sie und umso stärker sind die Bauchmuskeln beteiligt. Vorsicht Pressatmung.

97 Aufrechte Haltung. Den Kopf nach rechts neigen und die rechte Hand von oben kommend auf das linke Ohr legen. Den Kopf gegen den Druck der Hand wieder aufrichten.

98 Im Stand in Schrittstellung. Unter Beteiligung von Händen, Armen und Rumpf Bewegungen ausführen, als sollte ein Boot an einem Seil an Land gezogen werden.

99 Im Sitz auf der vorderen Hälfte des Stuhls aufrecht sitzen. Einen Arm aus der Vorhalte im Halbkreis über hoch und tief nach hinten führen mit Drehung im Oberkörper, der Kopf geht mit.

100 Beide Arme hängen an einer Seite mit Drehung im Oberkörper. Beide Arme gleichzeitig über Vorhalte zur anderen Seite führen, bis sie dort wieder hängen. Der Oberkörper und der Kopf drehen mit.

101 Den Oberkörper locker seitwärts neigen. Langsam aufrichten und zur anderen Seite neigen.

102 Die Arme in Seithalte. Mit abwechselndem Anheben des Gesäßes rechts und links vorwärts und rückwärts bewegen. Beim Üben auf dem Stuhl nicht zu weit nach vorn kommen.

103 Die Füße in Schrittstellung fest aufstellen, die Arme in Vorhalte, die Hände gefaltet. Das Gewicht nach vorn und oben verlagern und aufstehen.

Weitere Rumpfübungen Haltungsübungen im ➢ Kap. 10.4.

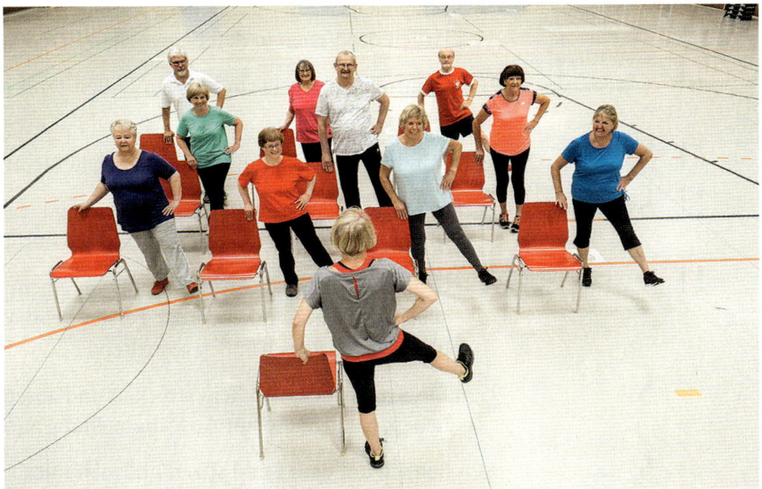

Abb. 10.1 Führendes Kreisen eines Beins (➢ Übg. 93)

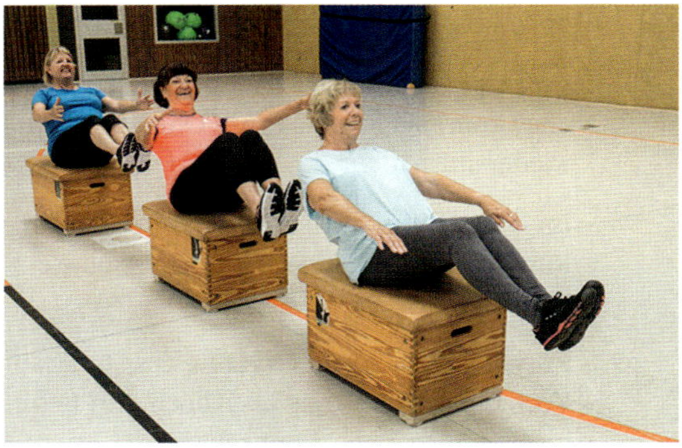

Abb. 10.2 Eine Übung für die Bauchmuskeln: Beine anheben, strecken und wieder beugen (➢ Übg. 96).

Lernziel

Der Übende wird angeregt, Kräftigungsübungen bis zur individuellen Belastbarkeit durchzuführen. Dabei lernt er, seine Muskelkraft richtig einzuschätzen und seine Leistungsgrenze zu erkennen. Er beobachtet, dass er durch regelmäßiges Üben seine Kräfte erhalten oder sogar verbessern kann, was sich besonders im Alter auf die Mobilität günstig auswirkt.

Methodische Hinweise

- Mit Kräftigungsübungen erst nach ausreichender Mobilisation und Dehnübungen beginnen.
- Häufig ist eine Steigerung der Intensität und der Wiederholungen der Übungen im Laufe der Zeit möglich.
- Nach jeder Kräftigungsübung kann eine Lockerungsübung oder eine Erholungspause für die belastete Muskelgruppe folgen. Während dieser Pause können andere Körperregionen üben.
- Führende Bewegungen erfordern im Gegensatz zum lockeren Schwung eine stärkere Muskelanspannung, z. B. den gestreckten Arm aus der Hochhalte langsam senken, nicht fallen lassen. Dabei sind Arm- und Schultergürtelmuskulatur angespannt.
- Auf gleichmäßiges Weiteratmen achten zur Vermeidung von Pressatmung.

Einschränkung

Auch ➤ Kap. 5.5.

Ausgesprochene Kraftübungen, die den Bewegungsapparat überfordern und zu Pressatmung führen, sollen vermieden werden (➤ Kap. 5.5).

10.2 Gezielte Übungen zur Stärkung der Rumpfstabilität

Mit zunehmendem Alter und den damit verbundenen degenerativen Prozessen verliert der Körper an Rumpfstabilität. Die Ursachen der sich häufig einstellenden Haltungsschwäche können Veränderungen der Wirbelsäule und altersbedingter Muskelabbau sein. Sind der die Wirbelsäule umgebende Muskelmantel und die gegenüberliegende Bauchmuskulatur geschwächt, verliert die Wirbelsäule an Stabilität und die Aufrechterhaltung des Gleichgewichts ist erschwert. Bewegungsmangel, vorwiegendes Sitzen in Sesseln und besonders Bettlägerigkeit beschleunigen diesen Prozess. Mit nachfolgenden Übungen ist es möglich diesen Prozess und seine negativen Folgen günstig zu beeinflussen.

10.2.1 Übungsformen

- Geh- und Gleichgewichtsübungen (Reagieren des Rumpfes auf Lageveränderungen)
- Bewegungen des Rumpfes bei Schwüngen
- Alle Übungen im Stand und Sitz mit aufrechtem Rücken
- Dehnübungen der Rumpfmuskeln
- Fast alle Dehnübungen der Arme
- Statische Übungen, bei denen Haltearbeit geleistet wird (z. B. Halten des Oberkörpers, der Arme und Beine in ungewöhnlicher Stellung)

10.2.2 Übungsbeispiele

104 Mehrmals kurzzeitig eine aufrechte Haltung einnehmen: Im Stand stehen die Füße parallel, fußbreit auseinander, Beine strecken, ohne die Knie durchzudrücken. Beim Sitz auf dem Stuhl sind die Beine leicht gebeugt und die Füße etwas nach vorn aufgestellt. Rücken strecken, Schultern sind locker und nicht hochgezogen, Arme hängen seitlich, Handflächen dem Körper zugewandt, Nacken strecken, Kopf aufrecht, das Kinn nicht wegstrecken oder hochziehen.

105 Aufrechte Haltung, im Stand die Füße leicht gegrätscht, im Sitz auf der vorderen Hälfte des Stuhls sitzen. Der gestreckte Körper, im Sitz Oberkörper, als hätte man einen Stock verschluckt, schwankt leicht vor, zurück, seitwärts oder kreist. Gewichtsverlagerung spüren.

106 Auf der vorderen Hälfte des Stuhls sitzen. Arm- und Handhaltung, als ob vor dem Körper ein Stab waagrecht gehalten wird. Langsam vor dem Körper große Kreise „mit dem Stab“ ausführen. Dabei streckt sich die Wirbelsäule nach oben und weit nach vorn und beugt sich beim Heranziehen der Arme.

107 Auf der vorderen Hälfte des Stuhls sitzen. Mit gestrecktem Rücken weit vor, zurück oder seitwärts neigen, auch kreisen und dabei in extremer Haltung die Bewegung kurz anhalten (immer weiteratmen). Das Gesäß nicht einseitig abheben. Beliebige Armhaltung.

108 Auf der vorderen Hälfte des Stuhls sitzen. Mit gestrecktem Rücken abwechselnd mit der rechten und linken Schulter an die Lehne tippen, dabei dreht sich die Wirbelsäule.

109 Im Stand Schrittstellung, im Sitz auf der vorderen Hälfte des Stuhls sitzen. Der nach vorn gebeugte Oberkörper und die hängenden Arme sind entspannt. Die Arme strecken und im großen Bogen nach vorn und zur Hochhalte führen, dabei streckt sich der Rücken. Die Bewegung langsam ausführen und mit Anhalten kurz unterbrechen (weiteratmen).

110 Grätschstand bzw. Grätschsitz. Die Arme in Hochhalte. Den Oberkörper zur Seite drehen (➤ Abb. 10.3) und gestreckt absenken, wieder aufrichten und nach vorn drehen.

111 Die Arme in Hochhalte. Die Schultern weit zurückführen, kurz anhalten, dann schwingen die Arme vorwärts abwärts und wieder in die Ausgangshaltung.

112 Leichte Grätschstellung. Mit dem Ellenbogen des gebeugten Arms (oder die Arme vor dem Körper verschränkt) abwechselnd rechts und links das gleichseitige Knie, dann das gegenseitige berühren. Die Bewegung kann im Sitzen mit feststehenden Füßen, im Sitzen und Liegen mit dem Ellenbogen entgegen kommenden Knie ausgeführt werden (➢ Abb. 10.4).

113 Aufrechte Haltung. Die Arme sind gestreckt neben dem Körper, die Handflächen zeigen nach vorn. Die gestreckten Arme gleichzeitig langsam nach oben führen und genauso zurück. Dasselbe, aber die Handflächen zeigen nach hinten. Die Hände beim Hochführen nicht verdrehen.

114 Die Arme und die Hände führen die Bewegung des Heranziehens eines Taues von weit oben aus.

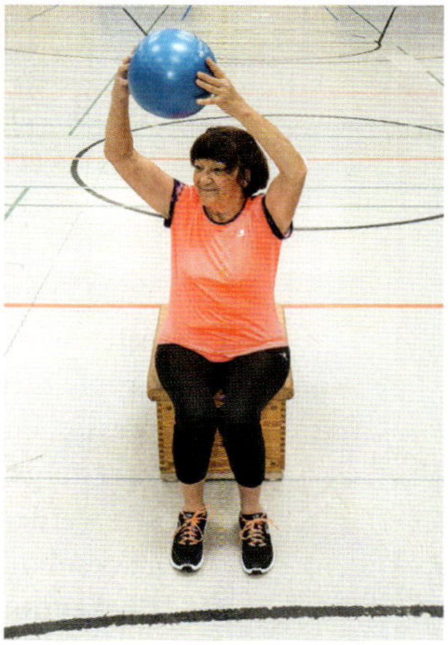

Abb. 10.3 Drehen der Wirbelsäule in gestreckter Haltung (➢ Übg. 110)

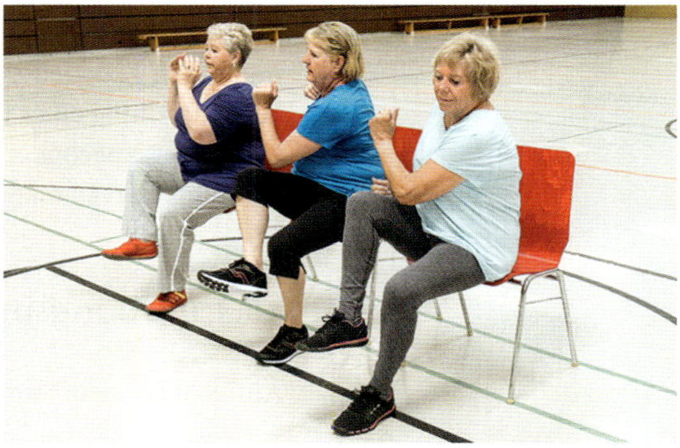

Abb. 10.4 Drehen der Wirbelsäule in gebeugter Haltung (➢ Übg. 112)

Lernziel

Der Übende soll angeregt werden, seine Haltung im täglichen Leben zu kontrollieren, um Fehlhaltungen bei Nachlässigkeiten zu vermeiden und bei Muskelschwäche durch geeignete Übungen zu verbessern.

Methodische Hinweise

- Bei allen Haltungsübungen auf gleichmäßiges Atmen achten.
- Rumpfübungen werden im Sitz auf dem Stuhl meistens exakter ausgeführt als im Stand, da das Becken beim Sitzen fixiert ist und nicht ausweichen kann.
- Zur Entlastung der Halswirbelsäule wird bei Bewegungen des Rumpfes der Kopf in Verlängerung der Wirbelsäule gehalten (gleichzeitig eine Halteübung für Hals- bzw. Nackenmuskeln).
- Bei Übungen mit den Armen in Hochhalte darauf achten, dass der Kopf nicht eingezogen wird.
- Bettlägerige, soweit möglich, mehrmals täglich aufrecht sitzen lassen.
- Übungen im Langsitz (für Bettlägerige) sind wesentlich anstrengender als im Sitz auf dem Stuhl.

10.3 Gezielte Übungen zur Förderung der Kontinenz

Viele Frauen, auch schon in jüngeren Jahren, leiden an Harninkontinenz. Im Alter wird sie häufig zum Problem. Unkontrolliertes und unwillkürliches Tröpfeln oder Wasserlassen verunsichert die Betroffenen und kann zu Depressionen führen. Zeigen sich die ersten Symptome, sollte unbedingt ein Arzt aufgesucht werden. Können akute oder chronische Leiden ausgeschlossen werden und steht fest, dass die Inkontinenz nur auf einer Schwäche der Beckenboden- und Schließmuskulatur beruht, können mit einem gezielten **Beckenbodentraining** gute Erfolge erreicht werden. Dieses Training und seine Wirkung sollten aber in bestimmten Zeitabständen von einem Arzt beobachtet werden. Auch für Teilnehmerinnen der Seniorengymnastikgruppen, die noch nicht über Beschwerden dieser Art leiden, sollten prophylaktisch mit diesen gezielten Übungen vertraut gemacht werden, um es gar nicht erst zur Entstehung einer Inkontinenz kommen zu lassen. Dazu ist nur ein geringes Übungsangebot erforderlich. Auch bestehen keine Schwierigkeiten, einige Übungen regelmäßig allein auszuführen.

10.3.1 Übungsbeispiele

Aufrecht auf dem Stuhl sitzen und sich auf das Becken konzentrieren.

115 Die Bauchmuskeln, Gesäß- und Schließmuskeln gemeinsam anspannen und anschließend versuchen, nur die Schließmuskeln der Blase und dann des After zu betätigen.

116 Ein zusammengefaltetes Handtuch zwischen die Knie legen und die Knie zusammendrücken.

117 Im Sitz die Beine nach vorn grätschen und die Füße aufsetzen. Nun die Innenkanten der Füße kräftig anheben, kurz halten und wieder aufsetzen.

Methodische Hinweise

- Da der Beckenboden nicht sichtbar ist, ist es für die meisten schwierig, ihn zu spüren. Deshalb sollte sich beim Training in der Gruppe jeder nur auf sein eigenes Üben konzentrieren.
- Die Muskelanspannung etwa 5 Sekunden halten. Während der Anspannung einatmen, Pressatmung vermeiden.
- Jede Übung kann 5- bis 10-mal je nach Belastbarkeit der Gruppe wiederholt werden.
- Zwischen den Übungen einige Atemzüge pausieren.
- Das Betätigen der Schließmuskeln kann auch im Liegen und Stehen geübt werden.

10.4 Isometrisches Muskeltraining

Im Alter ist die Fähigkeit sich ausgiebig und kräftig zu bewegen häufig eingeschränkt, unter Umständen kaum noch möglich. Am deutlichsten trifft das bei Bewohnern von Pflegeheimen zu, denen die alltäglichen erforderlichen Bewegungen im eigenen Haushalt abgenommen werden. Geringere Belastbarkeit von Herz, Kreislauf und Atmungsorganen, aber auch Altersveränderungen des Bewegungsapparats können zu folgenschwerem Bewegungsmangel führen.

In dieser Situation kann ein intensives isometrisches Muskeltraining als Maßnahme gegen Muskelschwund hilfreich sein. Bei vorübergehender Bettlägerigkeit fördert es den Krafterhalt und erleichtert das spätere Wiederaufstehen. Isometrisches Üben hat den Vorteil, wenig Zeit zu beanspruchen, bedarf aber besonderer Sorgfalt und entsprechender Kenntnisse des Übungsleiters. Wenn die Übungen wirklich erfolgreich sein sollen, d.h., einen bestimmten Muskel bzw. eine Muskelgruppe zum Wachstum anregen sollen, sollten sie täglich mehrmals angewandt werden. Übungsleiter, die ihre Gruppe nur einmal wöchentlich sehen, haben daher keine Kontrolle über die fehlerfreie und konsequente Durchführung des Trainings.

Wie schon erwähnt, kommt es bei isometrischen (statischen) Übungen zur Muskelanspannung ohne Bewegung. Da es bei einem auf Muskelwachstum ausgerichtetem Training auf den größten willkürlichen Krafteinsatz ankommt, lässt sich diese Technik am besten gegen einen Widerstand praktizieren, der keine Bewegung zulässt.

Folgende **Regeln** sind zu beachten, um einen Trainingserfolg zu erzielen:

- Täglich das Trainingsprogramm 3- bis höchstens 5-mal durchführen.
- Dauer der Muskelanspannung: 5–6 Sekunden. Die Anspannung beginnt vorsichtig steigernd (nicht ruckartig) bis zum größtmöglichen Krafteinsatz, der 2–3 Sekunden gehalten werden muss.
- Während der Anspannung weiteratmen. Lautes Zählen der Sekunden (21–26) während der Muskelanspannung verhindert Pressatmung.

10.5 Isometrische Übungen für eine Person

Ein starrer Gegenstand leistet den Widerstand

118 Mit einer Hand die Armlehne eines Stuhls umfassen und die Finger „zusammendrücken".

119 Mit den Händen beide Armlehnen umfassen und die Lehnen „zusammendrücken".

120 Mit den Händen beide Armlehnen vorn umfassen und die Unterarme auflegen. Die Armlehnen vorschieben wollen.

121 Einen kleinen Stab (z. B. Rhythmusholz) oder Handtuch umfassen und „auseinanderziehen".

122 Sitz auf dem Stuhl, die Hände umfassen die Rückenlehne knapp über dem Sitz, den gestreckten Oberkörper vorneigen. Das Brustbein nach oben ziehen.

123 Seitlich an der Wand stehen. Die Hüfte an die Wand drücken.

124 Mit dem Rücken an der Wand stehen oder Rückenlage auf dem Boden oder im Bett. Den Kopf gegen die Wand bzw. Unterlage drücken.

125 Die Füße von innen oder außen gegen die Beine eines gegenüberstehenden Stuhls drücken.

Man leistet selbst den Widerstand

126 Hand fest zur Faust pressen, der Daumen liegt außen an.

127 Zusammendrücken der über Kreuz gelegten Handflächen

128 Die gespreizten Finger beider Hände gegeneinander legen und bei unterschiedlicher Armhaltung gegeneinander drücken (➢ Abb. 10.5).

129 Vor dem Oberkörper die gegenseitigen Handgelenke umfassen und auseinanderziehen.

130 Den Kopf gegen die am Hinterkopf anliegenden gefalteten Hände drücken oder gegen die flachen Hände an der Stirn oder die flache Hand an der Schläfe.

131 Die Bauchmuskeln, Schließmuskeln oder Gesäßmuskeln anspannen, auch alle gleichzeitig.

132 Ein zusammengefaltetes Handtuch zwischen die Knie legen und die Knie zusammendrücken.

133 Die Hände außen an die geschlossenen Knie legen. Gegen den Druck der Hände versuchen, die Knie zu öffnen.

134 Die Beine strecken und die vorderen Teile der Füße gekreuzt übereinander legen. Der untere Fuß drückt nach oben, der obere nach unten (➢ Abb. 10.6).

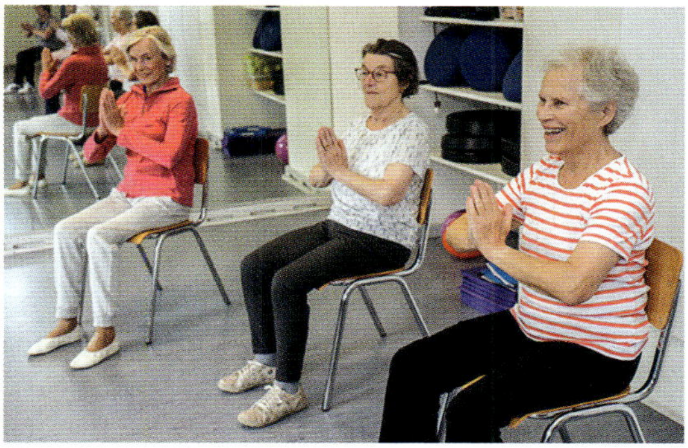

Abb. 10.5 Isometrische Übung für die Armmuskulatur (➢ Übg. 128)

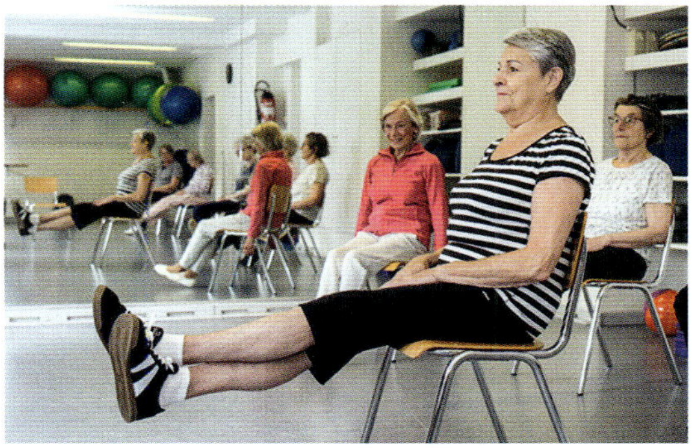

Abb. 10.6 Isometrische Übung für die Beinmuskulatur (➢ Übg. 134)

10.6 Isometrische Übungen für zwei Personen

Eine zweite Person (Übungsleiter) gibt den Widerstand beim Üben in Rückenlage:

135 Der Arm des Übenden liegt neben seinem Körper, die Handfläche nach oben gekehrt. Der Übungsleiter legt seine Hand auf die des Übenden. Der Übende drückt seine Hand nach oben gegen die des Übungsleiters.

136 Der Übende legt seine Hand auf die nach oben gedrehte Handfläche des Übungsleiters und drückt dagegen. Die Hände befinden sich neben dem Körper des Übenden, sodass sein Arm leicht gebeugt ist.

137 Der Übungsleiter legt seine Hand auf die Stirn, unter den Kopf seitlich gegen den Brustkorb, seitlich gegen die Hüfte, auf die Füße etc. Der Übende drückt gegen die Hand des Übungsleiters.

Lernziel

Der Übende kennt die Bedeutung des isometrischen Muskeltrainings und beherrscht seine Technik. Er weiß, welche Übungen speziell für ihn wichtig sind. Er weiß, dass besonders das Weiteratmen während der Übungen essenziell ist.

Methodische Hinweise

Bei bewegungsbehinderten Gruppen ist ein isometrisches Muskeltraining mit leicht nachvollziehbaren Übungen zu empfehlen.

- Bei Aufstellung eines Trainingsprogramms überlegen, welche Muskelgruppen angesprochen werden sollen und das Training vorsichtig aufbauen.
- Übungen wählen, die eine möglichst große Muskelgruppe einbeziehen.
- Für jede Muskelgruppe genügt eine Übung im Trainingsprogramm.
- Übungen, die allein ausgeführt werden können, so lange unter Anleitung ausführen lassen, bis die Technik beherrscht wird.
- Bei Partnerübungen passt der Übungsleiter seinen Gegendruck genau den Kräften des Übenden an, damit weder Bewegung noch Gegenbewegung entsteht.

Einschränkungen

- Einige isometrische Übungen belasten die Gelenke sehr stark. Bei Empfindlichkeit auf andere Übungen mit gleicher Wirkung ausweichen.
- Teilnehmer mit Herzbeschwerden und hohem Blutdruck oder einem geschwächten Gefäßsystem müssen hinsichtlich der Atmung aufmerksam angeleitet werden. Bei falscher Ausführung kann ein erheblicher Blutdruckanstieg entstehen. Dynamische Übungen sollten isometrischen vorgezogen werden, da diese die Muskulatur und die passiven Strukturen im kompletten Bewegungsausmaß trainieren.

Übungsleitern wird empfohlen, im Bedarfsfall einschlägige Fachliteratur heranzuziehen. In Pflegeheimen ist eine enge Zusammenarbeit der Übungsleiter (häufig Altenpfleger) mit Krankengymnasten ratsam.

KAPITEL

11 Bodenübungen

Die Zahl der Seniorengymnastikgruppen, in denen wirklich alle Teilnehmer Bodenübungen ausführen und auch vertragen, ist verhältnismäßig gering. Sie bereiten vielfach Schwierigkeiten wegen der **Kreislaufbelastung** durch die **Lageveränderung** oder wegen **Veränderungen der Wirbelsäule,** die ein Liegen auf flachem Boden erschweren. Der Übungsleiter sollte, wenn er Bodenübungen einplant, ein alternatives Übungsangebot im Sitzen oder Stehen vorbereiten, das ähnliche Muskelgruppen trainiert.

Beim Üben im Liegen muss der Raum ausreichend warm sein. In Räumen ohne Teppichboden ist eine Bodenmatte aus Schaumstoff für jeden Teilnehmer erforderlich, während bei warmen und weichen Teppichböden in der Regel ein großes Badetuch genügt. Die Dauer des Übens auf dem Boden hängt vom Wunsch und der Belastbarkeit der Gruppe ab.

Bei vielen älteren Menschen ist das Hinunterkommen auf den Boden und das Wiederaufstehen so beschwerlich, dass sich diese Anstrengung wegen einiger Bodenübungen nicht lohnt. Allerdings kann es auch eine gute Übung für den Alltag sein, um sich beim Bücken (z. B. um einen heruntergefallenen Gegenstand aufzuheben) oder Aufstehen vom Boden (nach einem Sturz) zu behelfen. Es wird vielfach empfohlen, mit Abstützen an einem bereit gestellten **Stuhl** vorsichtig auf den Boden zu gehen und auch wieder aufzustehen. Diese Stühle müssen dann vom Übungsleiter weggeräumt und zum Aufstehen herangeholt werden, da sie beim Üben im Liegen beengen bzw. im Weg stehen. In der Praxis hat sich die persönliche Hilfe des Übungsleiters beim Niedersetzen und Aufstehen am meisten bewährt.

Bei den Übungsbeispielen in diesem Buch sind viele Übungen mit den grafischen Symbolen und versehen worden. Sie können auch in dieser Stellung ausgeführt werden. Der Übungsleiter sollte jedoch entscheiden, welche dieser Übungen zwar für Bettlägerige gut sind, für bewegliche Gruppen aber besser im Sitzen oder Stehen ausgeführt werden sollten und daher als Bodenübung weniger sinnvoll erscheinen, z. B. Handübungen.

11.1 Übungsbeispiele

➤ Kap. 8.1, ➤ Übg. 42, ➤ Übg. 49; ➤ Kap. 9.1, ➤ Übg. 69, ➤ Übg. 70, ➤ Übg. 71; ➤ Kap. 10.1, ➤ Übg. 90, ➤ Übg. 93.

Übungen in Rückenlage

138 Aus dem Langsitz langsam, Wirbel für Wirbel, in die Rückenlage kommen.

139 Abwechselnd einen Fuß aufstellen und das Bein wieder strecken, auch beide Füße gleichzeitig.

140 Ein Bein anhocken, gegrätscht wieder ablegen, wieder anhocken und zur Ausgangslage zurücklegen.

141 Ein Bein anhocken, senkrecht hochstellen, strecken und die Ferse nach oben drücken, kurz halten. Das Bein wieder beugen und ablegen.

142 Radfahren mit einem oder beiden Beinen. Die Füße kreisen in großem Bogen oder flach über dem Boden, auch rückwärts kreisen.

143 Die Beine sind leicht gegrätscht. Aus der Hüfte heraus die Beine nach innen und außen rollen, sodass einmal die Zehen beider Füße zueinander, dann nach außen gekehrt sind.

144 Die Beine sind angebeugt und die Füße aufgestellt. Die Arme liegen in Seithalte auf der Unterlage. Beide Knie nach rechts und links fallen lassen (➤ Abb. 11.1).

145 Die Beine sind angebeugt und die Füße leicht gegrätscht aufgestellt. Das Becken anheben, in dieser Stellung halten und ablegen. Oder das Becken anheben und ohne Drehung seitlich ablegen, abwechselnd nach rechts und links.

146 Beide Arme liegen leicht gebeugt neben dem Körper, die Handflächen auf der Unterlage. Beide Hände gleichzeitig einige Sekunden auf die Unterlage drücken, anschließend entspannen.

147 Die Beine sind angebeugt und die Füße leicht gegrätscht aufgestellt. Die Arme in Seithalte, die Handrücken liegen auf der Unterlage. Die rechte Hand zur linken Hand führen, die Arme bleiben gestreckt, der Rumpf dreht mit.

148 Den Kopf leicht anheben und mit einer Hand am gleichseitigen Oberschenkel außen zum Knie streichen. Dabei beugt sich die Wirbelsäule seitwärts.

149 Den Kopf und Schultergürtel anheben. Mit einer Hand auf dem entgegengesetzten Oberschenkel zum Knie streichen.

150 Den Kopf seitwärts drehen, auf die Unterlage drücken und zurück zur Ausgangsstellung.

151 Den Kopf anheben, zu den Füßen blicken, den Kopf kurz halten und zurücklegen.

152 Die Hände liegen auf den Oberschenkeln. Den Kopf und den Schultergürtel anheben, die Hände gleiten dabei möglichst bis zum Knie, langsam zurücklegen.

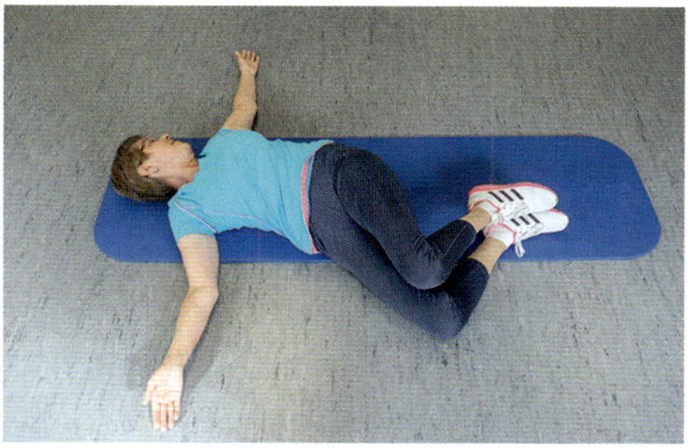

Abb. 11.1 Die Füße aufstellen und die Arme in Seithalte. Beide Knie nach rechts und links fallen lassen (➤ Übg. 144).

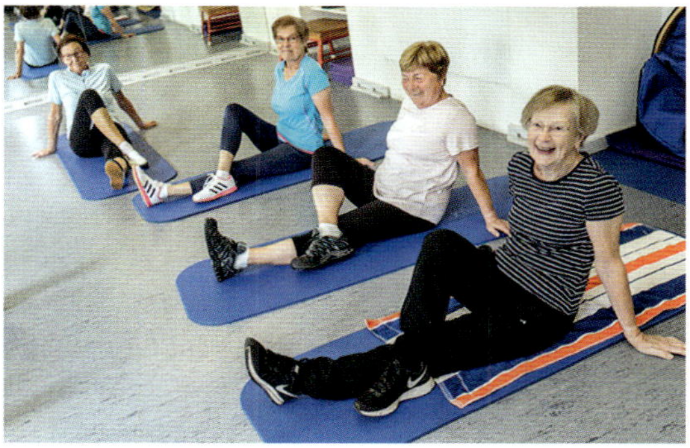

Abb. 11.2 Im Langsitz den rechten Fuß neben das linke Knie außen aufsetzen.

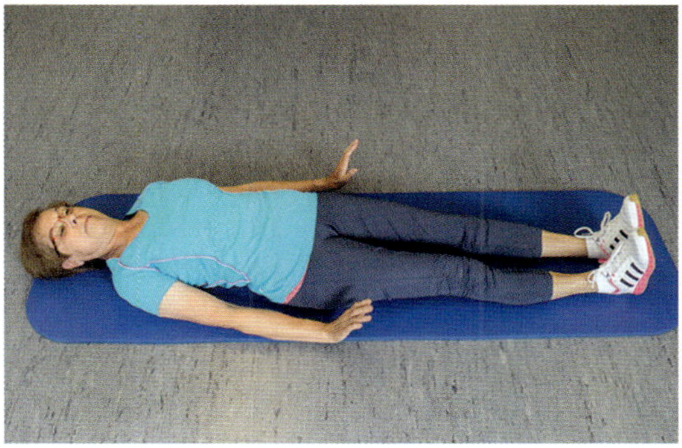

Abb. 11.3 Die Füße und Hände anziehen.

Übungen in Seitenlage

153 Das obere Bein fährt Rad.

154 Das obere Bein gestreckt senkrecht nach oben abspreizen und schließen (➤ Abb. 11.4).

155 Das obere Bein gestreckt nach vorn ablegen. Das Bein gestreckt im großen Bogen langsam nach hinten führen und ablegen. Die gleiche Bewegung zurück ausführen.

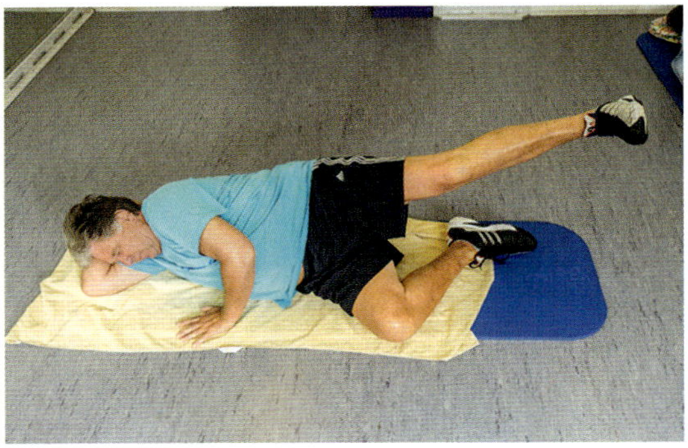

Abb. 11.4 In Seitenlage ein Bein nach oben spreizen (➤ Übg. 154).

Übungen in Bauchlage

156 Der Kopf liegt auf den verschränkten Unterarmen. Die Beine in den Knien anwinkeln und gegengleich locker auf- und abbewegen.

157 Der Kopf liegt auf den verschränkten Unterarmen. Den Kopf möglichst hoch anheben und langsam von einer Ellenbogenbeuge in die andere legen.

158 Die Arme in Hochhalte. Den Kopf in Verlängerung der Wirbelsäule und die gestreckten Arme wenig anheben, kurz halten und wieder ablegen.

159 Der Kopf liegt auf den verschränkten Unterarmen. Ein Bein gestreckt anheben und gegrätscht ablegen. Das Bein wieder in die Ausgangsstellung bringen.

160 Die Arme liegen in Hochhalte auf der Unterlage. Beide Beine gestreckt anheben und wieder senken.

Übungen im Knieliegestütz/Bankstellung

161 Abwechselnd die Wirbelsäule nach oben zum Katzenbuckel beugen, der Kopf geht dabei nach unten und anschließend die Wirbelsäule nach unten zum Hohlkreuz beugen, dabei geht der Kopf nach oben. Die Arme bleiben gestreckt.

162 Bei gestreckten Armen das Gewicht verlagern, nach vorn, hinten, nach rechts und links.

163 Abwechselnd einige Sekunden das rechte Knie und die linke Hand in den Boden drücken, dann das linke Knie und die rechte Hand.

164 Abwechselnd einen Arm nach vorn oder ein Bein nach hinten gestreckt in die Waagrechte heben und kurz halten. Der Kopf bleibt in Verlängerung der Wirbelsäule.

165 Gleichzeitig den rechten Arm nach vorn und das linke Bein nach hinten gestreckt anheben und kurz das Gleichgewicht halten. Das Gleiche mit dem linken Arm und rechten Bein. Der Kopf bleibt in Verlängerung der Wirbelsäule. Nur für Geübte!

Methodische Hinweise für Bodenübungen

- Um von den Teilnehmern gesehen zu werden und sie auch gut beobachten zu können, geht der Übungsleiter nicht mit auf den Boden, sondern demonstriert stehend die Übungen. Beinübungen wie „Radfahren" beider Beine können mithilfe der Arme gezeigt werden.
- Beim Hinlegen und beim Aufstehen nach dem Üben wird im Sitz auf dem Boden erst einmal Halt gemacht oder auch geübt, um die Teilnehmer allmählich an die Lageveränderung zu gewöhnen.
- Kleine Kissen oder Rollen, auch aus Handtüchern gefertigt, können als Stütze unter den Nacken gelegt werden.
- In den Pausen zwischen den Übungen liegen die Teilnehmer am besten mit einem oder beiden aufgestellten Füßen und nicht mit gestreckten Beinen.
- Wegen der im Alter meist empfindlichen Kniegelenke sollte auf Üben im Kniestand völlig verzichtet und auch im Knieliegestütz höchstens eine Übung eingeflochten werden.
- Bei Bodenübungen, besonders bei starker Beanspruchung der Bauchmuskeln, erinnert der Übungsleiter immer wieder an gutes Weiteratmen.
- Das gleichzeitige Anheben beider Beine aus der Rückenlage erfolgt immer mit gebeugten Knien. Nur aus dieser angehockten Haltung sollten Übungen mit beiden gestreckten Beinen ausgeführt werden.

KAPITEL 12 Übungen mit Bettlägerigen

Die Empfehlungen dieses Abschnitts wenden sich an Übungsleiter, die mit der Pflege bettlägeriger alter Menschen betraut sind. Bei Bettlägerigen entscheidet der Arzt, ob und in welcher Weise Bewegungsübungen angebracht und möglich sind. Auch Fachkräfte des Pflegedienstes sollten aus Vorsicht bei der Durchführung eines Bewegungstrainings dem Rat des Arztes folgen.

Sowohl bei kurzzeitig Erkrankten als auch bei alten Menschen, die eine lange Zeit oder dauernd bettlägerig sind, sollen Bewegungsübungen den ganzen Körper und seine Funktionen günstig beeinflussen, um den Folgen eines extremen Bewegungsmangels entgegenzuwirken. Eine gute Durchblutung durch Anregung von Herz und Kreislauf, eine bessere Atmung und die Erhaltung der Beweglichkeit sollen mit regelmäßigem Üben erreicht werden. Gegen den Muskelschwund sind zusätzlich zu isotonischen auch isometrische Übungen angezeigt (➢ Kap. 10.7 und ➢ Kap. 10.8).

Mit Einverständnis des Betreuten sollten die Übungen in die tägliche Pflege mit einbezogen werden, um die noch verbliebene Selbstständigkeit zu erhalten. Ihre Bedeutung sollte dem Übenden jedoch zunächst erklärt werden, damit er aktiv mitarbeiten kann und die Abhängigkeit von fremder Hilfe nicht zunimmt. Oft werden solche Übungen in dieser Situation als angenehme Abwechslung empfunden.

Zum Üben mit bettlägerigen Menschen gehört viel Geduld und Einfühlungsvermögen. Es ist besonders wichtig, dass das Üben Spaß macht, sodass es als angenehme Abwechslung empfunden wird.

12.1 Übungsbeispiele

Viele Übungen, die in diesem Buch mit dem Zeichen und versehen sind, können bei Bettlägerigkeit ausgeführt werden. Dazu kommen auch Bodenübungen in Rücken- und Seitenlage und die isometrischen ➢ Übg. 126 bis ➢ Übg. 132 und ➢ Übg. 134 in ➢ Kap. 10.5.

12.2 Erste Übungen mit einem Bettlägerigen

Die Art der Ausführung, die Intensität und das Tempo bleiben dem Übenden überlassen. Der Übungsleiter gewinnt einen ersten Eindruck über die Beweglichkeit, die allgemeine Belastbarkeit, die Behinderungen und die Leistungsgrenze des Übenden.
Der Übende befindet sich in Rückenlage:

- Räkeln
- Der Übende schlägt mit den Händen die Bettdecke auf, mit oder ohne Anheben des Kopfes, je nach Kraft.
- Wegstoßen der Bettdecke mit den Füßen ans Fußende. Der Übungsleiter nimmt die Decke aus dem Bett.
- Die Oberarme bleiben liegen, den Unterarm anbeugen und strecken, einseitig und beidseitig.
- Mit dem Arm in verschiedene Richtungen winken.
- Den Arm nach oben führen und leicht gebeugt neben den Kopf legen, einseitig und beidseitig.
- Eine Hand auf die entgegengesetzte Schulter legen.
- Ein Bein anbeugen und den Fuß aufstellen, das Bein wieder strecken, je nach Kraft ohne oder mit Anheben des Fußes.
- Im Wechsel den Fuß strecken und anziehen, auch beide Füße gleichzeitig oder gegengleich.
- Ein- bis zweimal zur rechten und linken Seite rollen mit aufgestellten Füßen.
- Gelingt es dem Übenden, sich zum Sitz aufzurichten?
  - Mit Unterstützung des Übungsleiters
  - Allein mit der Aufstehhilfe
  - Allein mit leicht angebeugten Knien in eine Seitenlage rollen, mit dem unteren Oberarm abstützen und zum Sitz hoch kommen.
  - Allein durch Aufstützen der Unterarme
  - Ohne Zuhilfenahme der Arme mit Festhalten der Füße durch den Übungsleiter

Der Übende sitzt gegen das schräg gestellte Kopfteil des Bettes gelehnt und ist zugedeckt. Der Übungsleiter spielt dem Bettlägerigen ein locker geknotetes Handtuch zu. Er wechselt dabei seine Stellung am Bett. Das Tuch wird vom Übungsleiter und Übenden auf verschiedene Weise geworfen und gefangen, einhändig und beidhändig.

Lernziel

Der Übende spürt, dass er durch unkomplizierte und leicht nachvollziehbare Übungen auch bei langer Bettlägerigkeit seine Beweglichkeit erhalten kann. Sein Wille, eine gewisse **Unabhängigkeit von anderer Hilfe** zu behalten, wird gefördert.

Für Langzeitkranke muss es das Ziel des täglichen Übens sein, sich allein ohne Hilfe im Bett bewegen zu können. Es ist wichtig, die Lage von einer Seite zur anderen oder in die Rückenlage wechseln zu können, die Füße bei gebeugten Knien aufzustellen und auch das Becken gelegentlich kurz anzuheben. Diese Bewegungsmöglichkeiten im Bett beugen dem Dekubitus vor und sind erforderlich, um sich selbst immer wieder in eine schmerzfreie Lage zu bringen. Pflegepersonen erleichtern die gute Beweglichkeit der Patienten die Arbeit und erhöhen das Maß der Selbstständigkeit bei den pflegebedürftigen Menschen.

Methodische Hinweise

- Das Bett wird, soweit es der Übende verträgt, flach gestellt und das Kopfkissen durch eine Nackenrolle ersetzt. Beim Üben im Sitzen wird das Bett so eingestellt, dass der Rücken des Übenden abgestützt ist. Von der Art der Übungen hängt es ab, ob der Übende zu- oder abgedeckt ist.
- Das Trainingsprogramm muss sorgfältig, individuell und der körperlichen und geistigen Belastbarkeit des Bettlägerigen entsprechend zusammengestellt sein.
- Anfangs stehen unkompliziertere Übungen im Vordergrund. So werden Bewegungen des täglichen Lebens nachgeahmt, wie z. B. Haare kämmen, sich waschen, einen Schwamm ausdrücken.
- Am geeignetsten sind Übungen, die der Übende allein ohne Hilfe des Übungsleiters ausführen kann. Ist dies nicht möglich, kann der Übungsleiter bei den Übungen assistieren oder die Bewegungen passiv durchführen.
- Der Übungsleiter übt die Übungen soweit wie möglich mit.

KAPITEL

13 Der Stuhl als Trainingsgerät

Der Stuhl dient in der Seniorengymnastik nicht nur zum Sitzen oder Festhalten, sondern kann auch die Funktion eines Geräts haben, an dem geübt wird. Wichtig ist, dass er stabil ist, fest steht und einen geraden Sitz und eine Rückenlehne, aber keine Armlehnen hat.

13.1 Übungsbeispiele mit einem Stuhl

166 Die Füße leicht gegrätscht aufstellen. Mit einer Hand am vorderen, später auch am hinteren gleichseitigen Stuhlbein ab- und aufwärts gleiten.

167 Vom Sitz in Schrittstellung möglichst ohne Abstützen der Hände aufstehen und um den Stuhl herumgehen, mit oder ohne Frontwechsel, wieder setzen.

168 An der Seite des Stuhls ihm zugewandt stehen, mit einer Hand an der Lehne festhalten. Abwechselnd einen Fuß auf die Sitzkante tippen oder den Fuß auf den Sitz stellen. Vorsicht bei Gleichgewichtsstörungen (➤ Abb. 13.1).

169 An der Seite des Stuhls ihm zugewandt stehen, mit einer Hand an der Lehne festhalten. Einen Fuß auf den Sitz stellen und das Knie mehrmals vorwippen. Dabei sind Oberkörper und Standbein gestreckt und bilden eine Linie, beide Füße, auch die Fersen, bleiben fest aufgestellt. Vorsicht bei Gleichgewichtsstörungen (➤ Abb. 13.2).

170 Zirka 20 cm vom Stuhl entfernt hinter der Lehne stehen, dem Stuhl zugewandt, die Hände liegen auf der Lehne. Durch Drehung des Beckens abwechselnd mit der rechten und linken Hüfte an die Lehne tippen.

171 In einiger Entfernung, je nach Körpergröße, hinter dem Stuhl stehen, die Arme in Hochhalte. Den gestreckten Rumpf, die Beine bleiben gestreckt, vorneigen, bis die Hände die Stuhllehne berühren. Langsam wieder mit den Armen in Hochhalte aufrichten (➤ Abb. 13.3).

172 In einiger Entfernung hinter dem Stuhl stehen und die Hände ohne Druck auf die Lehne legen. Die Arme sind gestreckt und bilden mit dem Oberkörper eine gerade Linie in waagrechter Haltung. Abwechselnd einen Arm einmal zurück- und vorschwingen und die Hand wieder auf die Lehne legen. Der Blick geht beim Rückschwung mit zurück.

173 In einiger Entfernung vor dem Sitz stehen und mit beiden Händen auf dem Sitz stützen, der Kopf ist in Verlängerung der Wirbelsäule. Ein Bein gebeugt anheben und dann in waagrechter Stellung nach hinten strecken, kurz halten. Bein wieder beugen und abstellen (Atmen nicht vergessen).

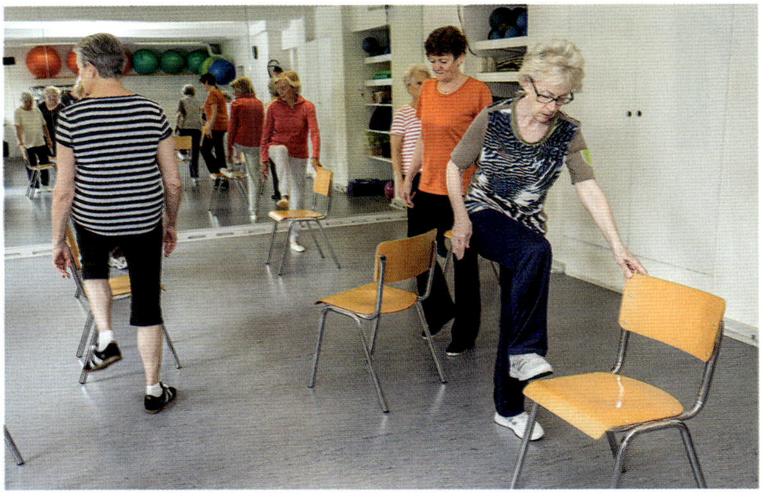

Abb. 13.1 Aufstellen eines Fußes auf den Sitz mit Festhalten am Stuhl (➤ Übg. 168)

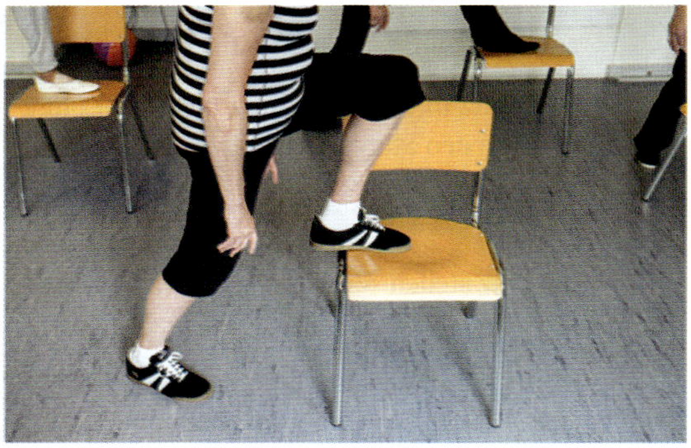

Abb. 13.2 Dehnung eines Beins, die Ferse bleibt am Boden (➤ Übg. 169).

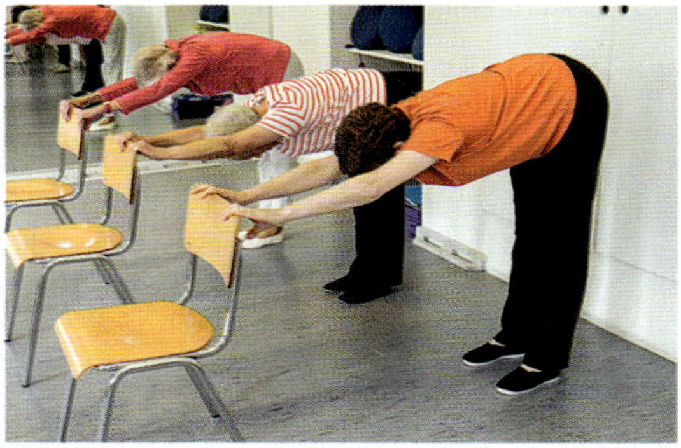

Abb. 13.3 Haltungsübung am Stuhl (➤ Übg. 171)

13.2 Übungsbeispiele mit zwei Stühlen

Wenn genügend Stühle vorhanden sind, können auch verschiedene Übungen mit zwei Stühlen für jeden Teilnehmer ausgeführt werden. Die Stühle stehen sich mit den Sitzen gegenüber, auf einem sitzt der Übende, der andere Stuhl ist das Übungsgerät.

174 Die Arme in Seit- oder Hochhalte. Mit einer oder beiden Händen auf den Sitz klopfen und wieder in die Ausgangsstellung gehen, z. B. rechte Hand auf die rechte und linke vordere Stuhlecke oder in die Mitte des Sitzes, beide Hände auf die vordere Kante oder den hinteren Sitz, auch Hände über Kreuz.

175 Beide Arme in Seithalte rechts. Die gestreckten Arme im großen Bogen (Dehnung) flach über dem Sitz zur Seithalte nach links führen oder schwingen. Der Rumpf geht mit.

176 Mit einem Fuß am gegenüber liegenden Stuhlbein auf- und abwärts gleiten.

177 Abwechselnd einen oder beide Füße zugleich auf die vordere Sitzkante vom Stuhl tippen oder auf den Sitz legen.

178 Ein Knie anheben, das Bein über dem Sitz strecken, ohne es abzulegen, das Knie wieder beugen und das Bein absetzen.

179 Ein Bein über den Sitz von einer Seite zur anderen führen oder schwingen und zurück.

180 Beide Beine auf den Stuhl legen, die Arme in Hochhalte. Mit den Händen mehrmals auf Unterschenkel oder Füße tippen, auch diagonal, dazwischen immer wieder aufrichten (➢ Abb. 13.4).

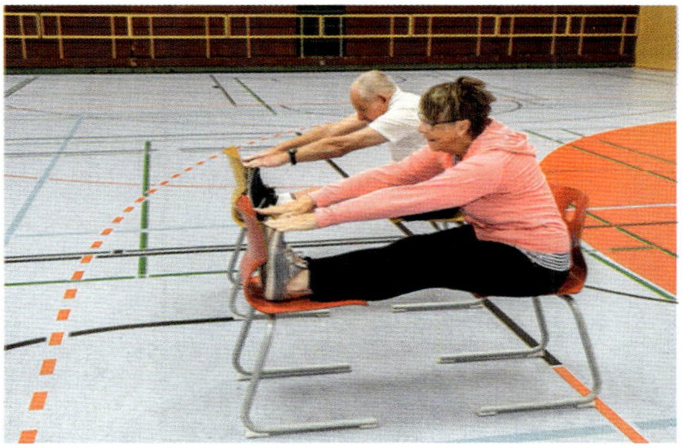

Abb. 13.4 Im Langsitz auf zwei Stühlen mit der rechten Hand auf die linke Stuhllehnen-Ecke tippen (➢ Übg. 180).

Als zweiter Stuhl ist auch ein Stuhl mit Armlehnen geeignet, die zum Üben auf unterschiedliche Weise mit einbezogen werden können, z. B. ein Bein von außen über die Armlehne schwingen und auf den Sitz ablegen.

KAPITEL

14 Partnerübungen

Hierbei gibt es Gelegenheit, sich anderen Menschen zuzuwenden und sich auf sie einzustellen. Partner A und B nehmen gegenüber Aufstellung, stehend oder auf zwei Stühlen sitzend. Sind es mehr als ein Paar, so ist die Gassenaufstellung zu empfehlen.

14.1 Übungsbeispiele

181 Auf verschiedene Weise im Wechsel gegen eine oder beide Hände des Partners und die eigenen Hände klatschen. Die Gruppe übt im gleichen Rhythmus (➤ Abb. 14.1, ➤ Abb. 14.2).

182 Abwechselnd zweimal auf die Oberschenkel des Partners tippen und zweimal in aufrechter Haltung über dem eigenen Kopf in die Hände klatschen. A beginnt mit Tippen auf den Oberschenkel, B mit Klatschen über dem Kopf. Die Gruppe übt im gleichen Rhythmus.

183 A hält einen Arm in Vorhalte, der gegenüber befindliche Arm von B umkreist diesen Arm. Das Gleiche mit beiden Armen oder Kreisen der gestreckten Arme beider Partner umeinander.

184 A streckt ein Bein waagerecht vor, B schwingt das gegenüber befindliche Bein darüber und zurück oder umkreist es. Oder Kreisen der gegenüber befindlichen Beine umeinander, aber von jedem Partner nur ein Bein (➤ Abb. 14.3). Diese Übung nicht ausführen, wenn ein Partner gefährdete Krampfadern oder offene Beine hat.

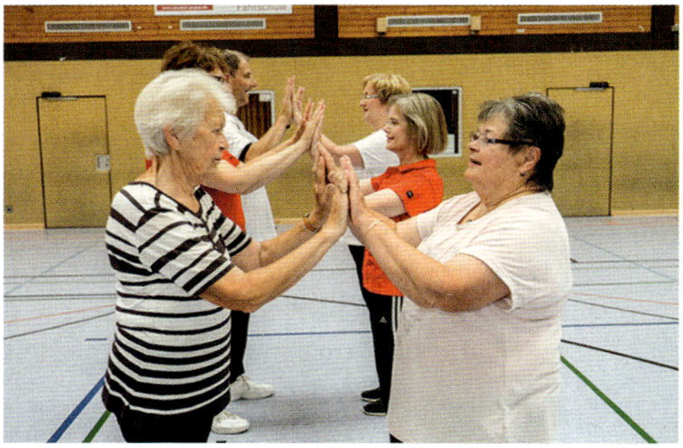

Abb. 14.1 Paarweise in die Hände klatschen (➤ Übg. 181).

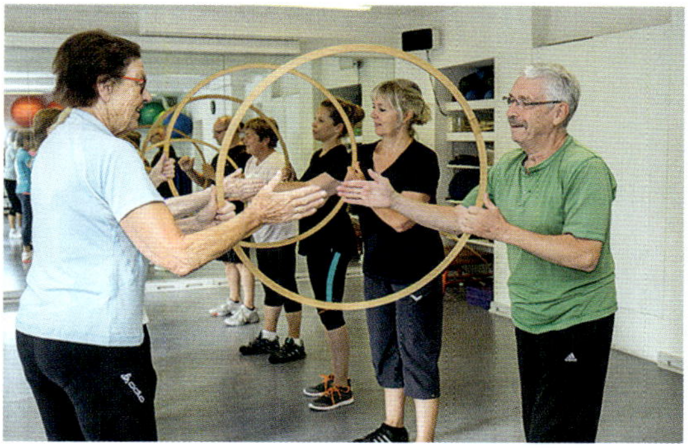

Abb. 14.2 Abwechselnd im Reifen in die gegenseitigen Hände klatschen und Rückschwung des Arms.

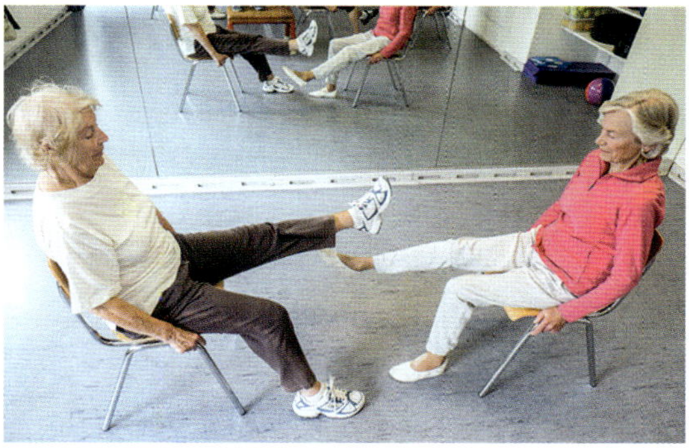

Abb. 14.3 Die Partner kreisen mit jeweils einem Bein umeinander (➢ Übg. 184).

Sitz auf der vorderen Stuhlhälfte. A und B fassen sich an beiden Händen. Sie sind so weit voneinander entfernt, dass die Arme gestreckt sind. Im Stand die Beine leicht gegrätscht.

185 Abwechselnd den Rumpf vor- und zurückneigen mit gestrecktem Rücken. Während A sich vorneigt, geht B zurück.

186 Beide kreisen den Rumpf, die Arme bleiben gestreckt.

187 Beide beugen den Rumpf seitlich. Zwei der gefassten Hände gehen dabei nach oben, während die beiden anderen nach unten gehen, sodass die Arme ein „Fenster“ bilden, durch das beide blicken. Alternativ können beide Partner auch zwei Stäbe fassen (➢ Abb. 14.4).

188 Die Arme schwingen seitlich hin und her, in die gleiche Richtung oder über Kreuz.

189 Die Arme kreisen gleichseitig oder gegengleich.

190 Sitz auf der vorderen Stuhlhälfte, die Füße leicht gegrätscht aufsetzen. Beide rechten Hände fassen und diagonal vor- und zurückschwingen ohne oder mit Drehung in der Wirbelsäule. Das gleiche links. Beide Hände beider Partner über Kreuz fassen und diagonal hin- und herschwingen.

191 Die geschlossenen Füße rechts vorn aufsetzen, sodass die Füße von A und B paarweise nebeneinander stehen. Gleichzeitig beide Füße anheben, im Halbkreis rückwärts führen und schräg vorn links absetzen. Eventuell mit den Händen am Sitz abstützen. Weiteratmen. (Vorsicht Krampfadern!)

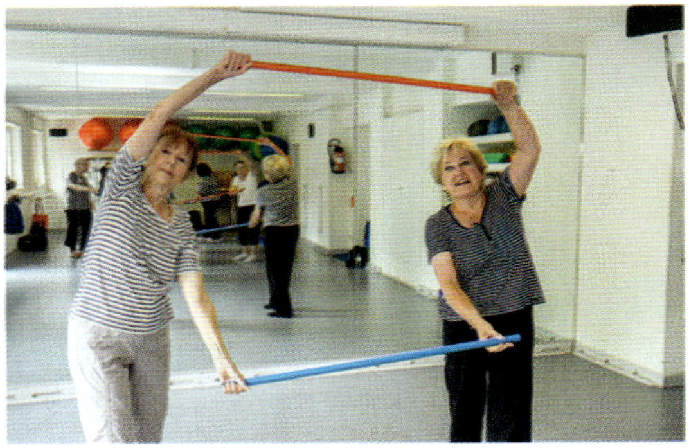

Abb. 14.4 Die Partner fassen zwei Gymnastikstäbe und bilden durch Bewegung des Rumpfes abwechselnd rechts und links ein „Fenster" (➤ Übg. 187).

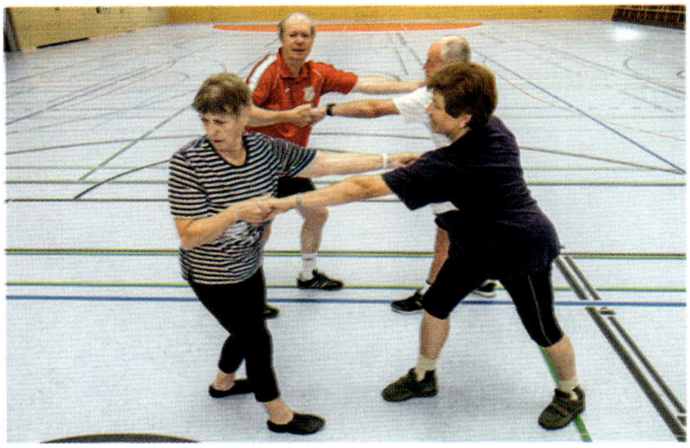

Abb. 14.5 Entgegengesetztes Vor- und Zurückführen der Arme mit Drehung der Wirbelsäule

Beide Stühle stehen mit ihrer linken Seite aneinander. Beide Partner setzen sich von der rechten Seite auf den Stuhl, sodass sie sich mit den Rücken berühren und rechts von sich die Lehne haben. Bei dieser Übung ist auch der Einsatz von Hockern sinnvoll.

192 Beide Rücken bewegen sich vorsichtig mit- oder gegeneinander, ohne dass der Kontakt verloren geht.

193 Die Arme beider Partner in Seithalte, die Hände ineinanderlegen. Vorsichtiges Kreisen der Arme, zunächst nur aus der Schulter, später auch mit Einbeziehung der Wirbelsäule.

194 Ohne gegenseitige Rückenberührung die Arme beider Partner jeweils hinter dem Rücken beim Partner einhaken. Vorsichtig vor- und zurückwiegen (➤ Abb. 14.6).

195 Rückenberührung. Abwechselnd berührt A mit der rechten Hand die linke Hand von B über den entgegengesetzten Schultern. Das gleiche Berühren der Hände unter den entgegengesetzten Achselhöhlen.

Weitere Partnerübungen ➤ Kap. 16.4.

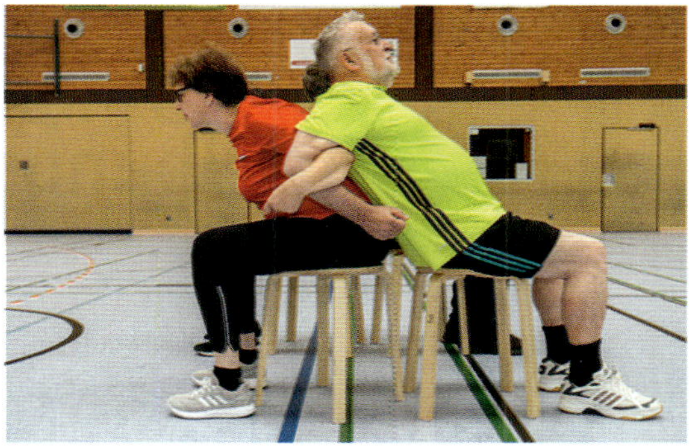

Abb. 14.6 Rücken an Rücken im Sitzen vor- und zurückwiegen auf Hockern (➤ Übg. 194)

Lernziel

Die Übenden lernen die Bewegungsmöglichkeiten und -grenzen der anderen kennen und sich ihnen anzupassen, um mit dem Partner zu gemeinsamen harmonischen Bewegungen zu finden.

Methodische Hinweise

- In der Gruppe die „Partnerwahl" möglichst den Teilnehmern selbst überlassen. Auf jeden Fall sollte vermieden werden, dass zwei Personen zusammen üben müssen, die sich unter Umständen unsympathisch sind.
- Die Größenunterschiede zwischen den Partnern sollten nicht zu groß sein.

KAPITEL

15 Anregungen zur Abwechslung im Übungsprogramm

Viele bereits aufgeführte Übungen können leicht abgewandelt oder erweitert werden. Ausgegangen wird von der einfachen Ausführung bis zur schwierigeren oder von der kleineren bis zur größeren Bewegung. Es lohnt sich, jede Übung darauf zu prüfen.

15.1 Unterschiedliche Ausführungen einer Übung

Viele Übungen erhalten bereits eine veränderte Wirkung, wenn die Art der Ausführung geändert wird:
Ein Arm kreist
- locker (Mobilisation),
- führend, d. h. straff und gebremst (Kräftigungsübung) oder
- mit starker Dehnung aus der Schulter heraus und beschreibt einen möglichst großen Kreis (Dehnübung).

Im Stand (mit Festhalten) eine Fußspitze vorn und hinten abwechselnd auf den Boden tippen:
- Locker aus der Hüfte heraus (Mobilisation),
- langsam ausführen, das Knie beim Vor- und Rückführen hoch anziehen (Kräftigungsübung) oder
- möglichst weit nach vorn und hinten (Dehnübung).

15.2 Unterschiedliche Ausgangsstellungen für eine Übung

Trichterkreisen der Arme
- in Seithalte,
- in Vorhalte oder
- in Hochhalte.

Im Sitz auf der vorderen Stuhlhälfte, Füße sind gegrätscht aufgestellt. Der Oberkörper kreist,
- die Arme hängen seitlich,
- die Arme in Hochhalte oder
- die Arme befinden sich in Nackenhalte.

15.3 Einbeziehung größerer Körperregionen bei einer Übung

Im Stand und im Sitz, Beine leicht gegrätscht, beide Arme in Seithalte rechts. In Schulterhöhe langsam beide Arme gleichzeitig aus der Schulter heraus nach links und rechts führen.

- Kopf und Schultergürtel drehen nicht mit,
- der Kopf dreht mit,
- Kopf, Schultergürtel und Wirbelsäule drehen mit oder
- der Kopf dreht zur Gegenseite während Schultergürtel und Wirbelsäule nicht drehen.

Die Hände schütteln

- in beliebiger Ausgangshaltung der Arme oder
- mit unterschiedlichen Armführungen.

15.4 Diagonal üben

Bewegungen, die in der Regel vor-, rückwärts oder seitwärts ausgeführt werden, können auch einmal diagonal geübt werden:
Armschwung im Stand:

- Der rechte Arm schwingt schräg rechts vor und schräg links zurück oder
- der rechte Arm schwingt schräg links vor und schräg rechts zurück.

Im Sitzen und Liegen Radfahren auch schräg nach rechts und links.

15.5 Nachahmen von Bewegungen im Alltag

Beispiele sind: winken in verschiedene Richtungen, schwimmen, paddeln, rudern, fliegen wie ein Vogel, Leierkasten drehen, mit der Sense schneiden, Fenster putzen, Kuchen rühren.

Grundsätzlich eignen sich derartige Bewegungsbeschreibungen besonders, da die Bewegungsausführung verbildlicht wird und somit die Nachahmung für die Übungen vereinfacht wird.

KAPITEL

16 Trainieren mit Kleingeräten

In der Seniorengymnastik kommt dem Üben mit handlichen Geräten eine besondere Bedeutung zu:

- Es macht Spaß und bringt Abwechslung in das regelmäßige Bewegungstraining.
- Hierbei wendet sich die Aufmerksamkeit vom eigenen Körper dem Gerät zu. Die Bewegungen werden dadurch häufig unbewusster, spontaner und gelöster als beim gezielten Durcharbeiten des Körpers.
- Koordination und Reaktion lassen sich beim Üben mit Gerät besonders gut trainieren.

Die Geräte sollten nicht nur zweckentsprechend, sondern möglichst auch ansprechend sein. Alle in diesem Buch empfohlenen Geräte sind in Sportgeschäften, im Sportgeräte-Versandhandel und über Internet erhältlich.

16.1 Eine Auswahl geeigneter Kleingeräte

➤ Abb. 16.1, ➤ Abb. 16.2.

Bälle	bereiten Freude, regen zur Bewegung an und wecken Kindheitserinnerungen. Die Handhabung erfordert besonderes Geschick (Koordination und Reaktion), sonst rollen sie weg. • Schaumgummibälle in allen Größen, sie fliegen langsam und sind leicht, keine Verletzungsgefahr beim Zuspiel. • Gymnastikbälle sind für bewegliche Gruppen sehr zu empfehlen, sie eignen sich zu Wurf- und Fangübungen allein und mit Partner, im Gehen und Stehen und zum Prellen. Für Bettlägerige und Menschen mit starken Einschränkungen sind sie zu hart und zu schwer. • Tennisbälle trainieren besonders die Beweglichkeit und Geschicklichkeit der Hände. Sie rollen allerdings leicht weg. Es können beim Tennisspiel ausgediente Bälle sein, die sich in der Waschmaschine waschen lassen • Luftballons und Freizeitwasserbälle sind beliebt wegen ihrer Buntheit und Leichtigkeit. Das langsame Fliegen kommt dem Bewegungsrhythmus alter Menschen entgegen und ihre Größe fordert zu großen Bewegungen auf. Besonders geeignet für Teilnehmer mit verminderter Sehkraft. • Gewichtsbälle sind eine gute Alternative zu Gewichtsmanschetten und eigenen sich zum Einsatz bei Kräftigungs- und Koordinationsübungen.

	• Igelbälle setzen zusätzlich haptische Reize und können bei Wahrnehmungs- und Entspannungsübungen eigesetzt werden. • Pezzibälle können bei Gruppen- und Partnerübungen eingesetzt werden. Als Sitzunterlage trainieren sie das Gleichgewicht und können mit unterschiedlichen Übungen im Sitzen kombiniert werden
Säckchen	aus griffigem, gut waschbarem Stoff, bunt, ca. 10 × 15 cm groß und 200–250 g schwer. Die Füllung sollte waschbar sein und nicht stauben, z. B. Kirschkerne, Kunststoffkugeln. Sie sind vielseitig verwendbar und beliebt bei geübten Gruppen bis zu Bettlägerigen, rollen nicht fort. Für einseitiges Üben (bei Amputierten und halbseitig Gelähmten) besonders geeignet.
Tennisringe	aus Plastik (hohl) oder Schaumgummi, nicht Vollgummi, sind ähnlich wie Bälle und Säckchen verwendbar.
Frotteehandtuch	oder Tücher aus griffigem Soff. Sie eignen sich besonders für Bewegungsschwache und -behinderte. Keine Verletzungsgefahr.
Gymnastikseile	sind nicht nur zum Üben einfach und zweifach und vierfach zusammengelegt geeignet. Sie dienen auch als Markierungen auf den Boden bei Gehübungen. Nicht hüpfen.
Stäbe	sind 70–100 cm lang und für die Gymnastik mit alten Menschen nur bedingt geeignet. Die Übungen müssen sorgfältig ausgewählt werden, besonders bei Gruppen mit Koordinationsschwäche, um beim Hantieren Verletzungsgefahr auszuschließen.
Rhythmushölzer	sind ca. 24–26 cm lang und haben einen Durchmesser von 2,5 cm. Sie können z. B. aus Besenstielen selbst gebastelt werden. 2 Stück pro Teilnehmer. Besonders geeignet sind sie zum rhythmischen Üben, aber auch für viele andere Übungen.
Doppelklöppel	bestehen aus einem Bambusstab, an dessen Enden Moosgummibälle befestigt sind. 2 Stück pro Teilnehmer. Besonders geeignet sind sie für abwechslungsreiches rhythmisches Üben, sie sind aber auch einzeln vielseitig verwendbar.
Miniexpander	besteht aus einem elastischen Gummiseil, an dessen Enden Moosgummibälle befestigt sind. Wegen der verstärkten Muskelarbeit gegen einen Widerstand erfreut er sich großer Beliebtheit.
Theraband	ist für ein Muskeltraining geeignet. Es ist in verschiedenen Stärken im Handel und muss deshalb sorgfältig und individuell ausgewählt werden.
Gymnastikreifen	aus Holz oder Plastik benötigen viel Platz. Sie sind zum Üben für bewegliche Gruppen und zum Markieren bei Gehübungen oder Prellen mit dem Gymnastikball geeignet.
Zauberschnur	muss in Bezug auf Länge der Größe der Gruppe entsprechen. Sie ermöglicht gemeinsames rhythmisches Üben gegen Widerstand. Ein brauchbares Gerät für Kräftigungsübungen.
Hanteln und Fußgelenkmanschetten	Das Gewicht muss entsprechend der körperlichen Leistungsfähigkeit ausgewählt werden.

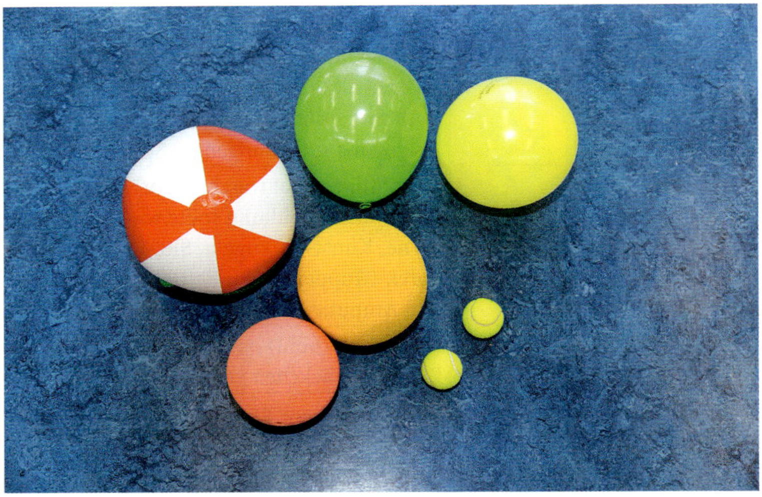

Abb. 16.1 Auswahl an Bällen

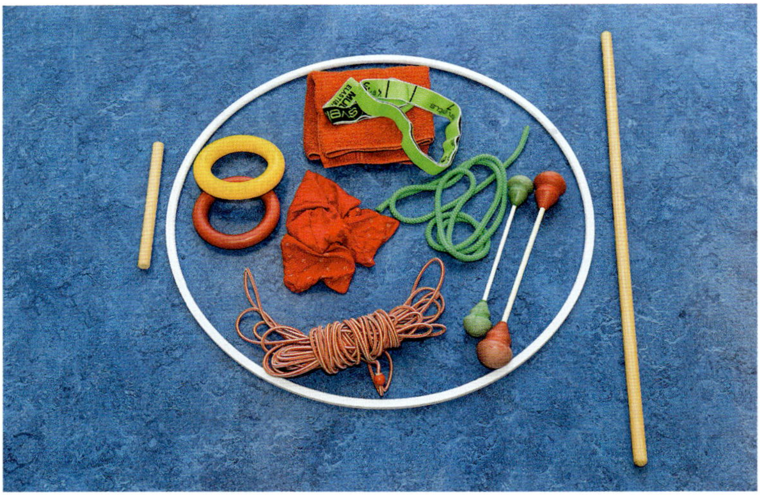

Abb. 16.2 Auswahl an Kleingeräten

16.2 Übungsbeispiele

Folgende Übungen können mit unterschiedlichen Geräten, z. B. mit Bällen, Säckchen, Tennisring, geknotetem Handtuch und einem Doppelklöppel, ausgeführt werden:

196 Durch Abtasten und Fühlen die Form, Oberfläche und das Gewicht des Geräts „begreifen".

Das Gerät mehrmals von einer Hand in die andere geben

197 Zunächst vor dem Körper ohne besondere Ausgangsstellung der Arme

198 In verschiedenen Höhen vor dem Körper (➤ Abb. 16.3)

199 Über dem Kopf, Kopf dabei nicht einziehen.

200 Hinter dem Kopf (in Rückenlage den Kopf dazu anheben)

201 Hinter dem Rücken (➤ Abb. 16.4)

202 Unter dem angehobenen Becken, Beine sind gebeugt und Füße aufgestellt.

203 Unter einem oder beiden angehobenen, gebeugten Knien

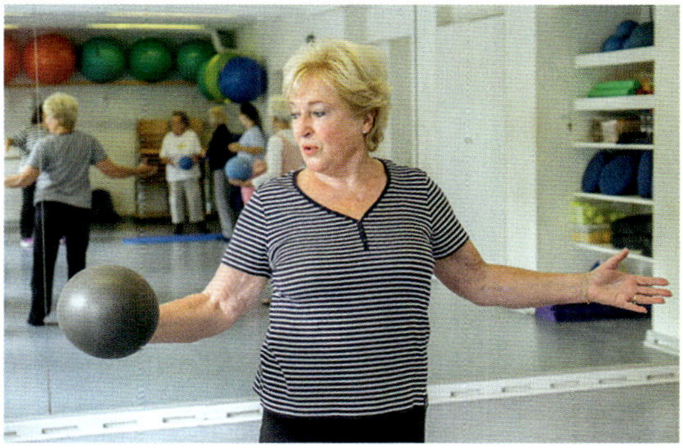

Abb. 16.3 Übergabe eines Gymnastikballs von einer Hand in die andere (➤ Übg. 198)

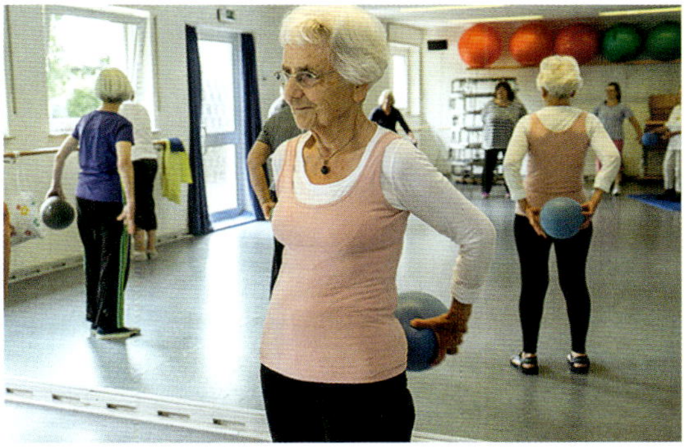

Abb. 16.4 Überspielen eines Balls hinter dem Rücken von einer Hand in die andere (➤ Übg. 201)

204 Unter einem oder beiden Knien, Füße bleiben aufgestellt.

205 Das Gerät mit einer Hand an beliebiger Stelle ablegen und mit der anderen Hand von dort aufnehmen.

Werfen und Fangen des Geräts in allen Variationen

206 Hochwerfen und fangen beidhändig (➢ Abb. 16.5).

207 Einhändig hochwerfen, beidhändig fangen.

208 Einhändig hochwerfen, einhändig fangen.

209 Über dem Kopf nach oben stoßen und auf unterschiedliche Weise fangen (beidhändig, einhändig).

210 Vor dem Körper mit langen Armen von einer Seite zur anderen schwingen (➢ Abb. 16.6).

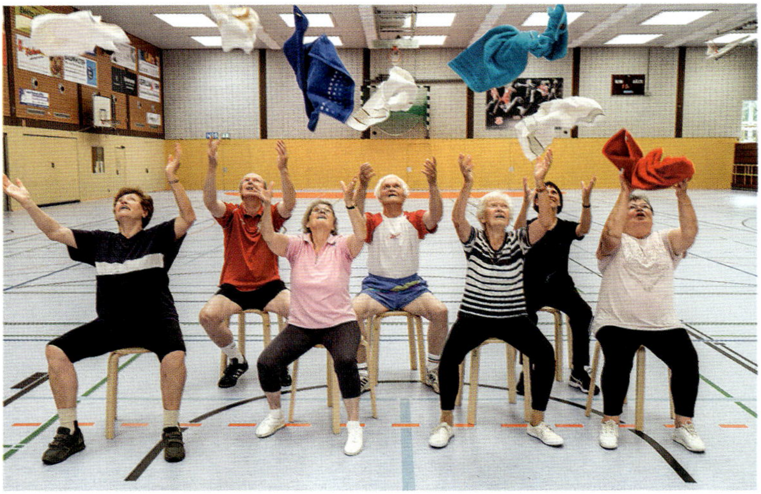

Abb. 16.5 Hochwerfen und Fangen eines Handtuchs (➢ Übg. 206)

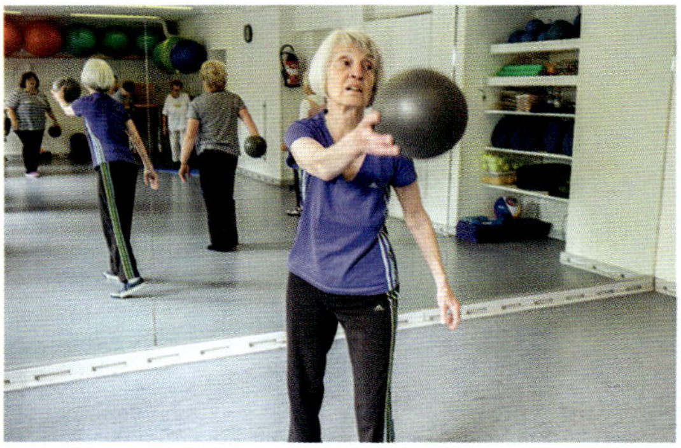

Abb. 16.6 Seitschwung mit dem Gymnastikball (➢ Übg. 210)

211 Über dem Körper von einer Seite zur anderen werfen.

212 Unter einem angehobenen Bein hochwerfen und fangen, außer Doppelklöppel

Prellen eines Geräts (nur für springende Bälle oder Doppelklöppel) mit einer Hand oder beiden Händen

213 Vor dem Körper

214 Rechts und links vom Körper, dabei in eine Markierung prellen (➤ Abb. 16.7).

215 Im Halbkreis vor dem Körper von einer Seite zur anderen prellen.

216 Hochprellen und allmählich immer niedriger prellen.

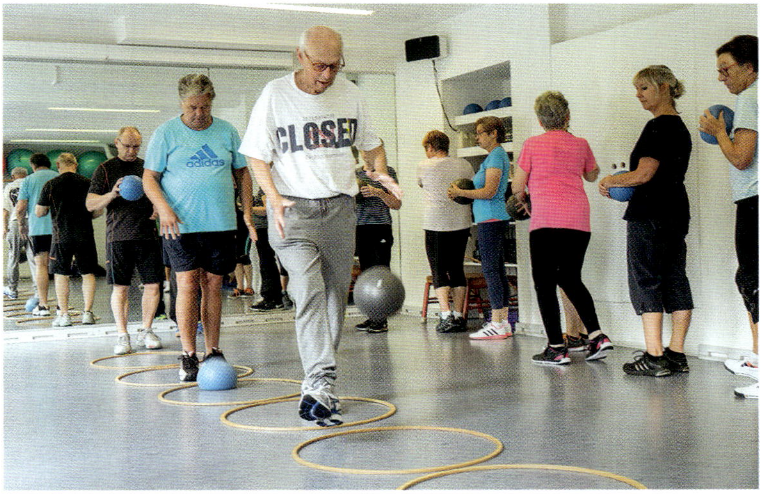

Abb. 16.7 Beim Gehen den Gymnastikball in ausgelegte Reifen prellen (➤ Übg. 214).

Das Gerät zwischen die Füße legen

217 Mit den Füßen hin- und herschieben.

218 Mit den Füßen anheben und an anderer Stelle wieder ablegen.

219 Mit den Füßen das Gerät greifen.

Das Gerät vor sich auf den Boden legen

220 Mit einem Fuß vor und hinter oder seitlich vom Gerät auf den Boden tippen.

221 Mit beiden Füßen zugleich vor und hinter oder seitlich vom Gerät auf dem Boden tippen.

222 Mit einem Fuß das Gerät umkreisen (➤ Abb. 16.8).

223 Einen Fuß im Halbkreis um das Gerät von hinten nach vorn und zurückführen, das Gleiche gleichzeitig mit beiden Füßen durchführen.

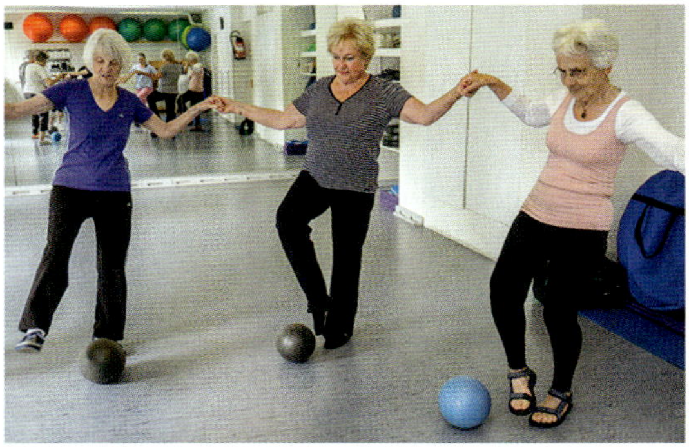

Abb. 16.8 Ein Fuß umkreist den Gymnastikball mit gegenseitigem Festhalten im Kreis (➤ Übg. 222).

Das Gerät mit einer Hand fassen

Handtuch in der Mitte, Seil 2-fach zusammenlegen und in der Mitte fassen und Armschwünge ausführen, auch mit Schrittverbindungen.

224 Seitlich vom Körper zurück- und vorschwingen, auch mit fließender Übergabe des Geräts in die andere Hand und dort weiterschwingen (➤ Abb. 16.9).

225 Der Arm kreist seitlich vom Körper.

226 Vor dem Körper schwingen von einer Seite zur anderen, auch mit fließender Übergabe des Geräts in die andere Hand.

227 Der Arm kreist vor dem Körper.

228 Achterkreisen.

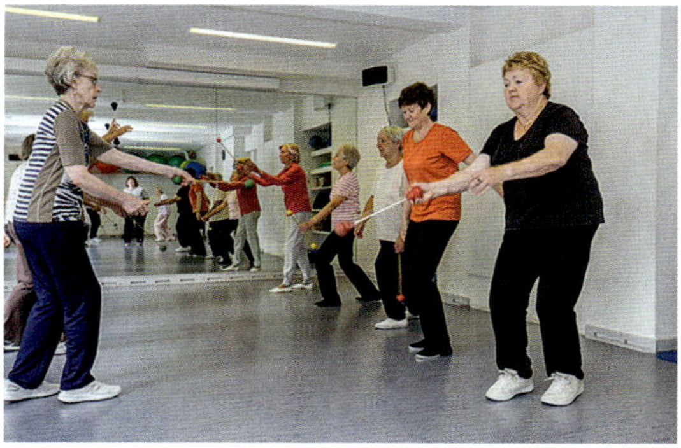

Abb. 16.9 Schwingen mit einem Doppelklöppel (➤ Übg. 224)

Viele Geräte gleicher Art

Die Geräte im Raum auf dem Boden verteilen, ungeordnet, in Kreisen oder in gleichen Abständen in einer Reihe (keine Stäbe, Rhythmushölzer und Doppelklöppel).

229 Um die Geräte herumgehen.

230 Über die Geräte steigen (nur über Seile, Reifen und für Bewegliche auch über Säckchen).

Das Gerät beim Gehen tragen bzw. balancieren

231 Mit einem oder beiden Armen in Vorhalte (➤ Abb. 16.10)

232 Mit einem oder beiden Armen in Hochhalte

233 Mit einem Arm in Seithalte

234 Mit beiden Händen hinter dem Rücken

235 Auf dem Kopf, dabei den Kopf auch wenden (nur mit zusammengelegtem Handtuch, Säckchen, Tennisring und Doppelklöppel).

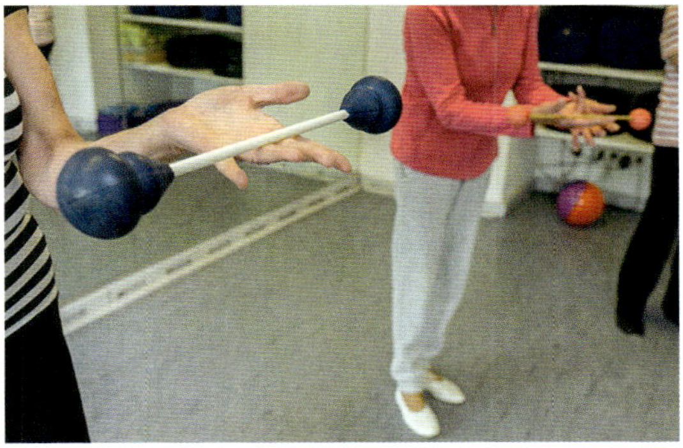

Abb. 16.10 Balancieren eines Doppelklöppels (➤ Übg. 231)

Das Gerät beim Gehen mit beiden Händen gefasst schwingen

236 Vor dem Körper von einer Seite zu anderen

237 Rück-vor abwechselnd an der rechten und linken Körperseite (➤ Abb. 16.11)

238 Über dem Kopf von einer Seite zur anderen (Vorsicht! Gleichgewicht!)

239 Vor dem Körper nach vorn und an den Körper heran

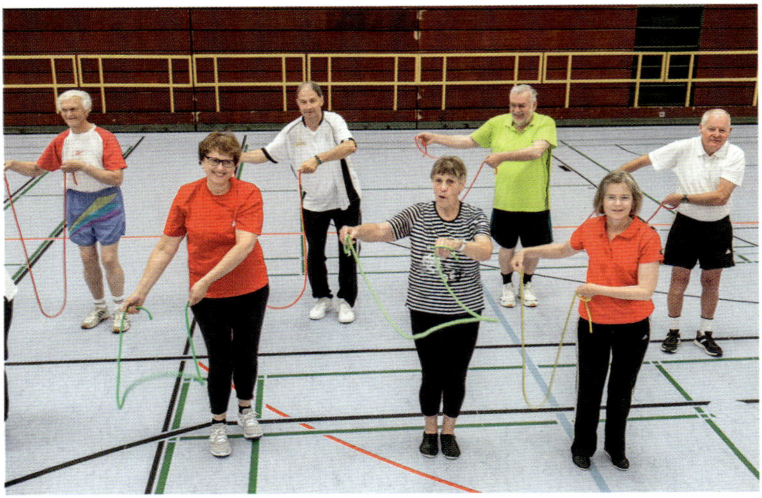

Abb. 16.11 Seitliches Zurück- und Vorschwingen eines Seils (➢ Übg. 237)

16.3 Partnerübungen mit unterschiedlichen Geräten

Die in diesem Kapitel beschriebenen Übungen mit Handfassung können auch durch beiderseitiges Fassen zweier Geräte ausgeführt werden, mit Tennisring, Handtuch, Gymnastikseil, Rhythmushölzer, nicht mit Miniexpander (➢ Kap. 14).

Zuwerfen eines Geräts

Möglich sind Ball, Säckchen, Tennisring, geknotetes Handtuch, Doppelklöppel.

240 Beliebig nach Wunsch der Teilnehmer

241 Eine Hand wirft, beide Hände fangen.

242 Eine Hand wirft, eine Hand fängt.

243 Von unten mit weitem Ausholen (Rückschwung)

244 Von oben

245 Durch Stoßen mit beiden Händen

246 Das Gerät auf einen Fuß legen und dem Partner zuwerfen, der es mit beiden Händen fängt (nur mit Säckchen oder geknotetem Handtuch).

Zuprellen von Bällen

247 Beliebig nach Wunsch der Teilnehmer

248 Mit einer Hand, beide Hände fangen.

249 Mit beiden Händen, beide Hände fangen.

Zurollen von Bällen und Reifen

250 Mit einer Hand (> Abb. 16.12)

251 Mit beiden Händen

252 Zuspielen durch Pritschen oder Fausten von leichten Bällen, wobei der Ball ohne oder nach Auftippen auf den Boden sofort zurückgespielt wird.

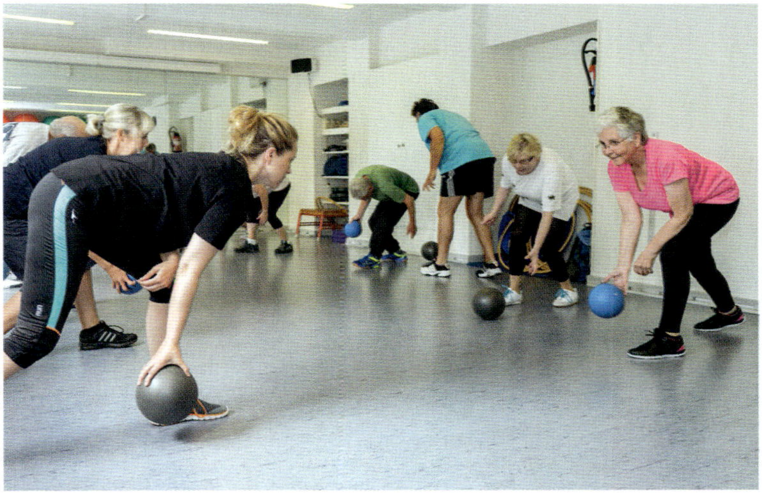

Abb. 16.12 Gegenseitiges Zurollen zweier Bälle (> Übg. 250)

16.4 Spezielle Übungsbeispiele

Folgende Übungen werden mit dem Wasserball, Luftballon, Säckchen, Handtuch, Gymnastikseil, Doppelklöppel, Miniexpander, Gymnastikstab und Rhythmushölzern, Gymnastikreifen und der Zauberschnur durchgeführt.

Wasserball, Luftballon

253 Das Gerät mit den Fingerspitzen beider Hände halten und abwechselnd beide Zeigefinger, dann beide Mittelfinger etc. in das Gerät drücken, auch nach Aufruf durch den Übungsleiter in unregelmäßiger Reihenfolge. Die anderen Finger bleiben am Gerät.

254 Das Gerät mit den Fingerspitzen beider Hände halten und drehen.

255 Auf der vorderen Hälfte des Stuhls sitzen und das Gerät zwischen „Hohlkreuz“ und Lehne halten. Vorsichtig die Lendenwirbelsäule federnd gegen das Gerät bewegen.

256 Das Gerät hoch über einem Knie halten und fallen lassen. Mit dem Knie das Gerät hochstoßen und wieder fangen.

257 Das Gerät mit beiden Händen fassen und vor dem Körper vor- und heranschwingen.

258 Das Gerät mit beiden Händen fassen und seitlich vom Körper rück- und vorschwingen.

259 Das Gerät mit beiden Händen fassen und um den Kopf kreisen, ohne ihn zu berühren.

260 Das Gerät mit beiden Händen fassen und auf die rechte Schulter, linke Schulter, das rechte Knie, linke Knie tippen.

Säckchen

261 Das Säckchen auf die flache Hand legen und durch leichtes Schütteln die Kirschkerne im Säckchen vor- und zurückbewegen.

262 Das Säckchen mit zwei Fingern jeder Hand von Ecke zu Ecke weitergreifen.

263 Das Säckchen auf die flache Hand legen und so hochwerfen, dass es sich ½-mal dreht und mit der anderen Seite auf die Hand fällt.

264 Das Säckchen mit einer Hand hochhalten, fallen lassen und mit der anderen, später auch mit derselben Hand wieder auffangen.

265 Das Säckchen auf den Fuß legen und durch Schwung des Beins so hochwerfen, dass man es fangen kann.

266 Das Säckchen mit den Füßen fassen und anheben, die Knie dabei auseinander führen, bis man es mit der Hand annehmen kann.

267 Auf der vorderen Hälfte des Stuhls sitzen und das Säckchen einmal zwischen Rücken und Lehne um den Körper herum, beim nächsten Mal hinter der Lehne in die andere Hand geben.

268 Das Säckchen auf den Kopf legen. Den Kopf nach rechts und links drehen.

269 Das Säckchen auf den Kopf legen. Rumpfbewegungen ausführen.

Viele Übungen können auch mit zwei Säckchen (in jeder Hand eins) ausgeführt werden, z. B. schwingen, abwechselnd oder gleichzeitig hochwerfen und fangen, fallen lassen und auffangen, bevor es den Boden berührt, fallen lassen mit über Kreuz gehaltenen Händen und auffangen.

Handtuch, einige Übungen auch mit vierfach zusammengelegtem Seil

270 Das Tuch kräftig mit beiden Händen zusammendrücken.

271 Das Tuch auswringen.

272 Das Tuch mit beiden Händen an zwei Ecken halten und spannen, von beiden Seiten mit den Fingern zusammenraffen.

273 Das Tuch mit einer Hand vor sich auf den Boden legen, mit der anderen wieder aufheben.

274 Das Tuch hinter dem Rücken mit einer Hand von oben, mit der anderen von unten fassen und den „Rücken abtrocknen", zunächst mit Rückenberührung, dann mit gespanntem Tuch ohne Rückenberührung.

Das Tuch zusammengerollt in Schulterbreite gespannt halten (diese Übungen sind auch mit Seil möglich) und die Arme unterschiedlich führen:

275 Vor dem Körper in Schulterhöhe von einer Seite zur anderen

276 Von der Tiefhalte zur Hochhalte

277 Von der Hochhalte hinter dem Kopf zu den Schultern

278 Mit gestreckten Armen das gespannte Tuch vor dem Körper senkrecht halten, abwechselnd den rechten Arm oben, halbe Drehung, den linken Arm oben.

279 In Hochhalte drehen, abwechselnd den rechten Arm vorn, dann den linken Arm vorn.

280 In Hochhalte Rumpf seitlich neigen mit Armführung zur gleichen Seite.

Gymnastikseil

281 Beide Füße auf die Mitte des Seils stellen, die Hände fassen die Seilenden. Das Seil ist gespannt. Mit den Händen das Seil aufrollen bis zu den Füßen und loslassen (➤ Abb. 16.13).

282 Beide Seilenden mit einer Hand fassen. Der Arm ist gestreckt und so hochgehalten (im Sitzen Seil verkürzen), dass das Seil den Boden gerade noch nicht berührt. Mit dieser Seilhaltung den Arm langsam im Halbkreis von einer Seite zur anderen führen.

283 Beide Seilenden mit einer Hand fassen (im Sitzen Seil verkürzen) und so den Arm langsam über dem Kopf kreisen, dass das Seil beim Herumführen den Körper und den Stuhl nicht berührt.

284 Das Seil an einem Ende fassen und die Hand so schnell hin- und herbewegen, dass es sich wie eine Schlange bewegt.

285 Jede Hand fasst ein Seilende (je nach Körpergröße das Seil verkürzen), einen Fuß in die Mitte des Seils stellen. Das Seil ist gespannt. Das hineingestellte Bein gestreckt hochführen oder kreisen. Die Arme unterstützen und vergrößern mithilfe der Seilführung die Bewegung. Statt eines Seils kann auch ein Handtuch verwendet werden (➤ Abb. 16.14).

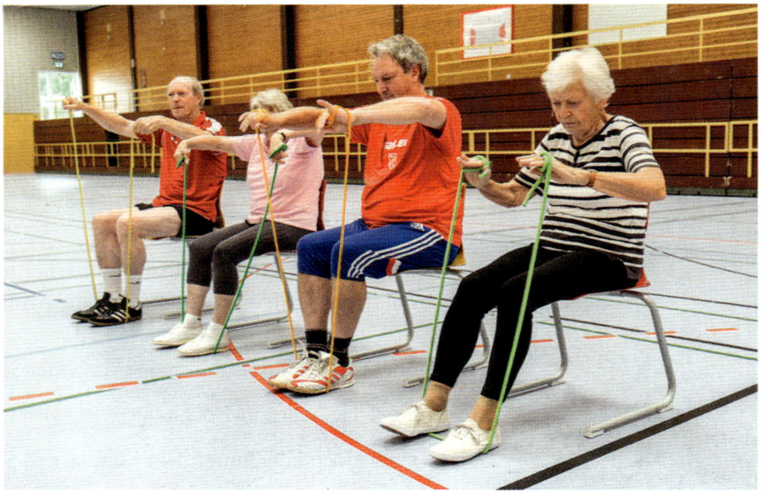

Abb. 16.13 Aufrollen des Seils mit den Händen bis zu den Füßen (➤ Übg. 281)

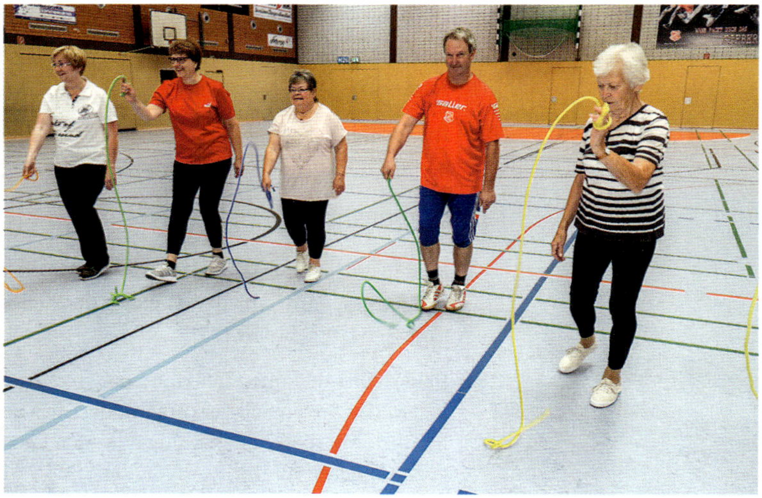

Abb. 16.14 Eine Beinübung mit einem Handtuch (➤ Übg. 285)

286 Jede Hand fasst ein Seilende, einen Fuß hineinstellen und das Seil so halten, dass der Unterschenkel entspannt vor- und zurückpendeln kann.

287 Jede Hand fasst ein Seilende, beide Füße stehen auf der Mitte des Seils. Das Seil wird gespannt gehalten. Unterschiedliche Armführungen, z. B. aus der Vorhalte in Seithalte, beide Arme in dieselbe Seilhalte ohne oder mit Rumpfdrehung, Kreisen eines oder beider Arme mit Einbeziehung des Rumpfes.

288 Beide Seilenden (Seil eventuell verkürzen) mit einer Hand fassen oder getrennt mit je einer Hand. Seitenschwünge vor dem Körper oder Rück-Vor-Schwünge seitlich vom Körper ausführen, ohne dass das Seil den Boden berührt oder umschlägt.

Ein Doppelklöppel

289 Beide Hände kneten die Bälle.

290 Einen Doppelklöppel auf dem Kopf oder auf 1–2 Fingern balancieren.

Einen Doppelklöppel an den Bällen gefasst hochwerfen und

291 • irgendwie fangen.

292 • mit den Bällen fangen.

293 • mit dem Stab fangen.

294 • so einen Schwung geben, dass er nach einer halben Drehung an den Bällen gefangen wird.

295 Einen Doppelklöppel an einem Ball in Vorhalte hängend halten. Nach Rück-Vor-Schwung Doppelklöppel vorn anwerfen und den Ball mit der anderen Hand fangen. Das Gleiche mit halber oder ganzer Drehung des Geräts.

296 Einen Doppelklöppel mit einer Hand lose hängend vor dem Körper hochhalten, loslassen und beim Wiederhochspringen fangen.

297 Einen Doppelklöppel an einem Ball fassen und flach auf den Boden schlagen, vorn, seitlich, mehrmals im Halbkreis.

298 Einen Doppelklöppel mit der rechten Hand an einem Ball fassen und den zweiten Ball gegen die angehobene linke Fußsohle schlagen im Wechsel mit der Gegenseite.

299 Einen Doppelklöppel quer vor dem Stuhl auf den Boden legen, die Füße auf die Bälle stellen und die Bälle vor- und zurückrollen.

Zwei Doppelklöppel

➢ Übg. 296, ➢ Übg. 297 und ➢ Übg. 298 mit einem Doppelklöppel können auch mit zwei Doppelklöppeln ausgeführt werden.

300 Jede Hand fasst einen Doppelklöppel an einem Ball. Rhythmisches Zusammenschlagen der Klöppel auf unterschiedliche Weise, z. B. Bälle zusammen, Hölzer zusammen, abwechselnd Bälle und Hölzer zusammen in Vor-, Seit- oder Hochhalte, mit Armkreisen oder abwechselndem Schlagen auf den Boden.

301 Beide Doppelklöppel in der Mitte fassen, die Arme rechts und links in Seithalte. Mit Rist- oder Kammgriff die Arme in Vorhalte, Hochhalte oder hinter den Rücken schwingen, bis die Bälle jeweils zusammentreffen.

302 Beide Doppelklöppel in der Mitte fassen und die Bälle durch Parallelhaltung der Stäbe zusammenschlagen.

303 Alle möglichen Armschwünge ausführen, auch verbunden mit Zusammenschlagen der Klöppel, Schlagen auf den Boden, Ausfall- oder Dreierschritt.

Miniexpander

Um bei Dehnübungen durch versehentliches Loslassen eines Balles die Gefahr vor Verletzungen zu vermeiden, werden die Seilenden zwischen Zeige- und Mittelfinger gelegt und die Bälle fest von den Händen umschlossen, damit sie nicht herausschnellen können.

304 Das Seil in der Mitte mit einer Hand fassen. Leichtes Tippen der Bälle auf den Boden von rechts nach vorn und links und wieder zurück.

305 Die Bälle fassen, das Seil ist straff (nicht gedehnt), die Arme in Vorhalte. Einen Ball loslassen, einmal hin- und herpendeln lassen und wieder fangen.

306 Die Bälle fassen, das Seil ist straff (nicht gedehnt). Das Seil dehnen in Vorhalte, Hochhalte, hinter dem Kopf in Schulterhöhe oder hinter dem Rücken. Die Dehnung kurz halten und das Gerät in die Ausgangshaltung zurückführen.

307 Die Bälle fassen, das Seil dehnen. Den gedehnten Expander von der Vorhalte über den Kopf hinter den Rücken führen und zurück.

308 Die Bälle fassen, das Seil ist straff (nicht gedehnt), die Arme in Schräghochhalte. Einen Ball zum Knie führen, während der andere unbeweglich bleibt.

309 Die Bälle fassen, die Oberarme in Körpernähe, die Unterarme sind nach vorn angewinkelt. Einen Fuß in das Seil stellen und mehrmals hintereinander gegen das Seil nach vorn treten.

310 Die Bälle fassen, das Seil berührt bei lockerer Haltung den Boden, der Oberkörper ist leicht vorgeneigt, die Füße fest auf das Seil stellen. Abwechselnd den Oberkörper aufrichten und wieder vorneigen, wobei das Seil abwechselnd gespannt und locker wird.

Darauf achten, dass nach jeder Dehnübung eine Lockerungsübung folgt.

Gymnastikstab

311 Den Stab vor sich aufstellen, in die Hände klatschen und den Stab schnell wieder ergreifen, bevor er zu Boden fällt. Das Gleiche auch als Partnerübung: A hält den Stab und lässt ihn ohne Ankündigung plötzlich los. B muss ihn vor dem Fall ergreifen.

312 Den Stab vor sich aufgestellt mit einer Hand halten, einmal um den Stab herumgehen, wobei dieser senkrecht gestellt bleibt.

313 Ein Arm in Vorhalte, die Hand hält am unteren Ende den senkrechten Stab. Mehrmals die Hand kurz öffnen und wieder schließen. Dabei rutscht der Stab allmählich abwärts, bis die Hand am oberen Ende des Stabs angelangt ist.

Beide Hände, schulterbreit voneinander entfernt, halten den Stab waagerecht.

314 Aus der Tiefhalte den Stab am Körper entlang mit Körperstreckung zur Hochhalte führen und zurück.

315 Den Stab vor dem Körper oder seitlich kreisen ohne und mit Beteiligung der Wirbelsäule, vorwärts und rückwärts.

316 Aus der Hochhalte den Stab hinter den aufrecht gehaltenen Kopf führen (➢ Abb. 16.15)

317 Im Grätschstand bzw. Grätschsitz aus der Hochhalte den Stab mit Beugen der Wirbelsäule nach rechts und links schwingen.

318 In der Vorhalte den Stab möglichst weit nach rechts und links führen ohne und mit Einbeziehung der Wirbelsäule.

319 Im Grätschsitz aus der Vorhalte abwechselnd das rechte Stabende in einiger Entfernung neben den rechten Fuß aufsetzen, die linke Hand geht mit, bis der Stab senkrecht steht, das Gleiche zur linken Seite.

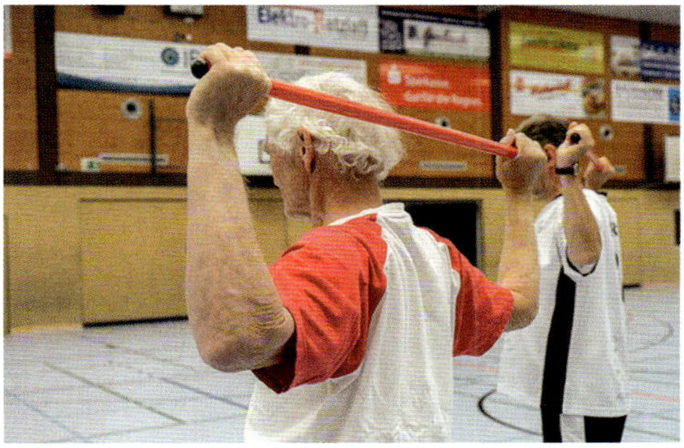

Abb. 16.15 Führen eines Gymnastikstabs über die Hochhalte hinter den Kopf bei aufrechter Haltung (➢ Übg. 316)

320 Auf der vorderen Hälfte des Stuhls sitzen, die Arme sind in Vorhalte. Ein Fuß tippt gegen den Stab.

Bei Beidhandfassung werden die Arme durch den Stab zu intensiven und gleichmäßigen Bewegungen gezwungen.

Ein Rhythmusholz

321 Das Rhythmusholz in der Mitte mit den Fingern einer Hand fassen und fortwährend wie einen Propeller drehen (➢ Abb. 16.16).

322 Das Rhythmusholz mit Ristgriff beider Hände fassen und schnell um die Längsachse drehen, das Gleiche auch nur mit den Fingerspitzen gefasst.

323 Das Rhythmusholz mit Ristgriff beider Hände fest fassen und mit aller Kraft das Holz „auseinanderziehen“ oder „zusammenschieben“ wollen (isometrische Übung, Vorsicht Pressatmung, ➢ Abb. 16.17).

324 Das Rhythmusholz an den Enden mit dem obersten Glied beider Zeigefinger (dann beider Mittelfinger etc.) halten und verschiedene Bewegungen ausführen, z. B. vor dem Körper kreisen, nach oben, unten oder seitwärts führen.

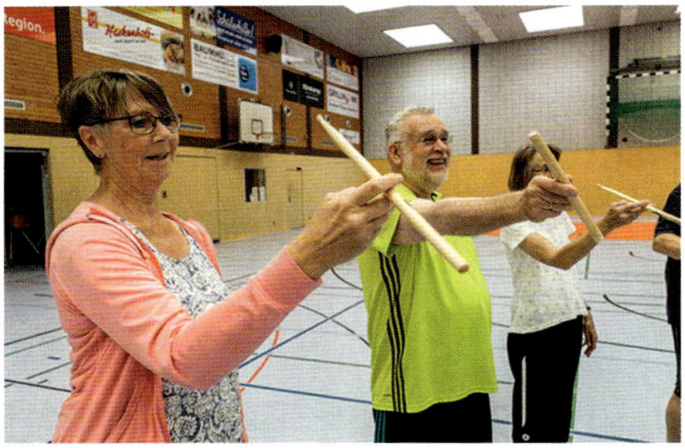

Abb. 16.16 Ein Rhythmusholz in der Hand wie einen Propeller drehen (➢ Übg. 321).

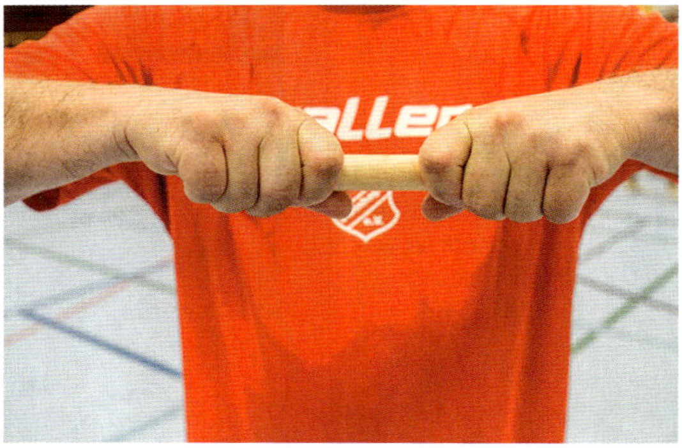

Abb. 16.17 „Auseinanderziehen“ des Rhythmusholzes. Isometrische Übung für die Schulter-Arm-Region (➢ Übg. 323).

Zwei Rhythmushölzer

325 Rhythmisches Zusammenschlagen der Rhythmushölzer (oder auch Doppelklöppel) vor und hinter dem Körper, vor den Knien, in Hochhalte, über einer Schulter, mit Kreisführung der Arme vor dem Körper (8 Schläge bei einem Kreis), auf den Boden und im Sitzen unter einem angehobenen Bein (➢ Abb. 16.18)

326 Jede Hand fasst ein Rhythmusholz in der Mitte, die Arme in Seithalte. Die Arme gestreckt zur Vorhalte zusammenführen und dabei die Enden der Hölzer gegeneinanderschlagen, wobei die Hände einmal Ristgriff-, ein anderes Mal Kammgriffhaltung einnehmen. Aus der Seithalte ebenfalls über dem Kopf oder hinter dem Rücken die Hölzer zu treffen versuchen.

327 Unterschiedliche Armschwünge in Verbindung mit Zusammenschlagen der Hölzer, aus dem Stand auch mit Ausfall- oder Dreierschritt

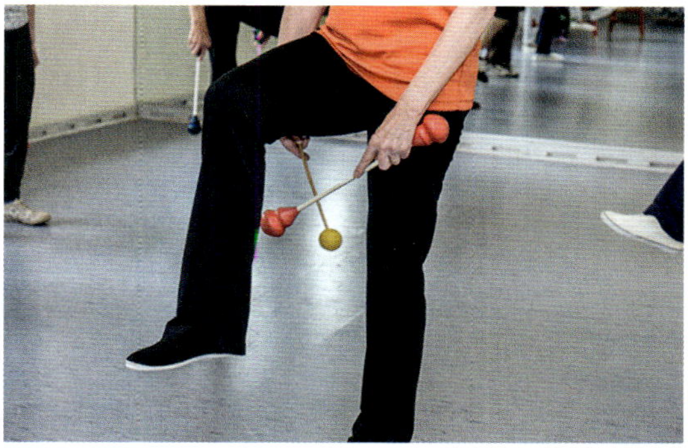

Abb. 16.18 Zusammenschlagen zweier Doppelklöppel unter einem angehobenen Bein (➢ Übg. 325)

Im Kreis zu zweit abzählen.

328 • Alle Teilnehmer A schlagen einen Gehrhythmus, die Teilnehmer B gehen in Schlangenlinien um die Teilnehmer A einmal um den Kreis, dann Rollenwechsel.

329 • Alle Teilnehmer A schlagen im Gehrhythmus 8-mal mit den Hölzern, dabei gehen alle Teilnehmer B 4 Schritte in den Kreis und 4 Schritte rückwärts hinaus, dann Rollenwechsel.

330 • Zwei Partner nehmen gegenüber Aufstellung und schlagen abwechselnd schwingend die rechten und linken Hölzer gegeneinander.

331 Zwei Partner befinden sich in Schrittstellung oder sitzend gegenüber und halten sich an zwei Rhythmushölzern. Ohne Gewichtsverlagerung beim Stehen (sonst besteht Sturzgefahr) nur mit Einsatz der Armkraft versuchen beide, die Hölzer an sich heranzuziehen. Die Partner bemühen sich, ihre Kräfte soweit aneinander anzupassen, dass keine Bewegung entsteht (isometrische Übung, Vorsicht Pressatmung).

332 Zwei Partner befinden sich in leichter Grätschstellung gegenüber und halten sich an zwei Rhythmushölzern. Partner A versucht die ca. 20 cm voneinander entfernten Hölzer nach außen zu ziehen, Partner B hält dagegen (isometrische Übung, Vorsicht Pressatmung).

Durch die Möglichkeit der deutlichen Rhythmusangabe eignen sich die Rhythmushölzer besonders gut für Bewegungskanons und Bewegungsspiele (➢ Kap. 20.4 und ➢ Kap. 21.4).

Gymnastikreifen

333 Mehrere Reifen im Abstand von ca. 50 cm in einer Reihe auf den Boden legen. Kurvengehen um die Reifen, wobei der innere Arm führt (➢ Übg. 12).

Je 3–4 Teilnehmer gleichmäßig an einem Reifen verteilt üben im Viervierteltakt (➢ Übg. 334 bis ➢ Übg. 340).

334 Den Reifen mit der rechten Hand fassen und mit gestrecktem Arm und etwas nach außen gelegtem Oberkörper herumgehen. Das Gleiche mit linker Handfassung.

335 Den Reifen, ihm zugewandt, mit beiden Händen fassen und Nachstellschritte seitlich ausführen.

336 Beidhandfassung und mit den Füßen tippen, vorn, hinten oder über Kreuz.

337 Beidhandfassung, abwechselnd mit einem Knie von unten gegen den Reifen tippen, zwischen den Händen oder seitlich der Hände.

338 Beidhandfassung und gemeinsam den Reifen rechts- und linksherum schwingen.

339 Den Reifen nach rechts und links weiterreichen, dabei auch über Kreuz nachfassen.

340 Seitlich zum Reifen stehen, die dem Reifen zugewandte Hand hält den Reifen in Schulterhöhe. Den äußeren Arm aus der Seithalte im großen Bogen nach oben und zum Reifen führen, die Hand tippt auf den Reifen. Den Arm im großen Bogen nach oben wieder zur Seithalte führen und locker unten herum zum Reifen schwingen mit Tippen der Hand von unten gegen den Reifen.

341 Dem Reifen vor sich aufgestellt einen Impuls geben, dass er sich wie ein Kreisel auf der Stelle dreht. Den Reifen ergreifen, bevor er auf den Boden fällt.

342 In Gassenform paarweise ca. 4–5 m voneinander entfernt gegenüberstehen. Die Paare rollen sich gegenseitig einen Reifen zu.

343 Einen Reifen durch die Länge des Raums rollen lassen, nebenher gehen (nicht laufen) und den Reifen anstoßen und soweit nötig die Richtung dirigieren.

344 Grätschstellung. Die Teilnehmer befinden sich im Reifen und haben ihn in Tiefhalte der Arme. Den Reifen locker nach rechts und links drehen mit Drehung der oberen Wirbelsäule, allmählich den Schwung vergrößern mit Nachgeben in den Knien.

Grätschstellung. Den Reifen ganz außen rechts und links fassen.

345 Den vor dem Körper senkrecht gehaltenen Reifen hin und her drehen ohne und mit Beteiligung der Wirbelsäule.

346 Den senkrecht gehaltenen Reifen nach rechts und links schwingen, dabei mit Gewichtsverlagerung mit der Wirbelsäule seitlich nachgeben.

347 Den Reifen waagrecht vor dem Körper halten und hin und her drehen mit Nachgeben in den Knien im Stand.

348 Den Reifen über dem Kopf waagrecht halten und hin- und herdrehen.

349 Den Reifen über dem Kopf waagrecht halten, die Ellenbogen zurücknehmen und den Reifen abwärts zu den Schultern führen und zurück.

350 Den senkrecht gehaltenen Reifen vor dem Körper hin- und herschwingen oder kreisen.

351 Den Reifen senkrecht vor dem Körper halten, ihn nach vorn abkippen, mit Wippen zweimal auf den Boden tippen und anschließend die Arme in die Hochhalte führen, dabei ist der Körper gestreckt und der Reifen in waagrechter Haltung.
Oder den Reifen rechts seitlich vom Körper mit Wippen zweimal auf den Boden tippen, zur Hochhalte führen und an der linken Seite zweimal tippen.

Zauberschnur

Die „Zauberschnur“ ist geschlossen. Mindestens 8 Teilnehmer verteilen sich mit gleichem Abstand und nicht zu unterschiedlicher Körpergröße an der Zauberschnur im Stirnkreis und halten sie mit beiden Händen. In der Ausgangsstellung ist die Zauberschnur immer leicht gespannt, nicht durchhängen lassen. Alle üben rhythmisch gemeinsam.

352 Die Arme in Vorhalte und beide Hände locker auf die Schnur legen, der Daumen greift von unten. Ganz leicht die Schnur federn lassen.

353 Die Schnur mit beiden Händen fassen, die Arme in Vorhalte. 4 Schritte aus dem Kreis gehen und wieder 4 Schritte hineingehen.

354 Die Schnur mit beiden Händen fassen, die Arme in Vorhalte. Schnur an die Knie tippen, dabei die Knie leicht vorbeugen und wieder hochfedern.

355 Die Schnur mit beiden Händen fassen. Die Arme in Hochhalte führen, abwärts führen.

356 Schrittstellung. Die Schnur mit beiden Händen fassen, die Arme in Vorhalte. Die Schnur heranziehen, dabei den Oberkörper zurücklegen mit Gewichtsverlagerung auf den hinteren Fuß und wieder zurückschwingen in Vorhalte, dabei Gewichtsverlagerung nach vorn. Bei der Vorhalte muss die Schnur noch gespannt sein.

357 Schrittstellung. Die Schnur mit beiden Händen fassen. Die Schnur weit ausholend mit Gewichtsverlagerung vor dem Körper kreisen.

358 Seitlich zur Schnur stehen, die Schnur mit einer Hand fassen. Im Kreis herumgehen, dabei leicht nach außen lehnen.

359 Seitlich zur Schnur stehen, Grätschstand, die Schnur mit Kammgriff der inneren Hand fassen. Den Arm von unten seitlich hoch bis über den Kopf führen mit Neigen des Oberkörpers nach außen.

360 Grätschstellung. Die Schnur mit beiden Händen fassen. Gleichmäßiges Schwingen mit Gewichtsverlagerung nach rechts und links.

361 Im Kreis zu Zweien abzählen. Die Nummern 1 halten sich an den Schultern der Nummern 2 rechts und links fest. Die Nummern 2 halten das Seil etwas tief, damit die Nummern 1 bequem den rechten Mittelfuß hineinstellen können. Nun richten sich Nummern 2 wieder auf, halten das Seil unbeweglich und die Nr. 1 fahren mit dem rechten Bein Rad (➢ Abb. 16.19). Nur für standfeste und geübte Gruppen.

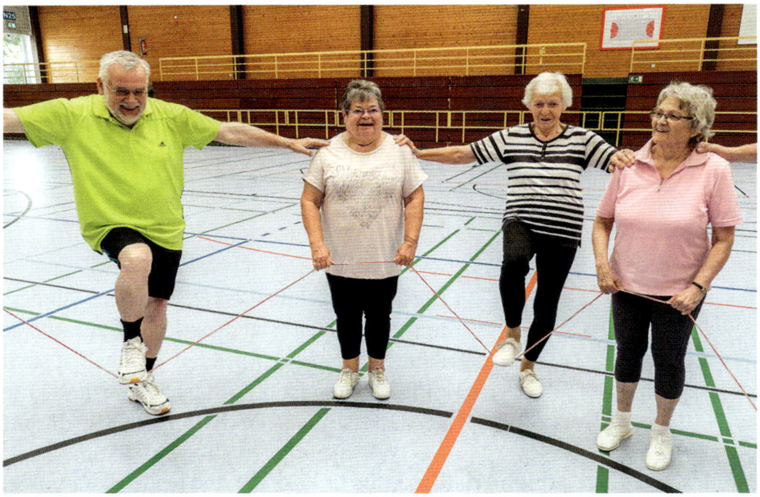

Abb. 16.19 Jeder Zweite im Kreis stellt einen Fuß in die Zauberschnur und alle kreisen gleichmäßig das Bein (➢ Übg. 361).

Lernziel

Der Übende lernt, sich auf unterschiedliches Gerät einzustellen, mit ihm umzugehen und seine Bewegungen den spezifischen Eigenschaften des Geräts anzupassen. Er spürt, dass sich seine Geschicklichkeit beim Umgang mit den Geräten verbessert, seine Bewegungen harmonischer und fließender werden.

Methodische Hinweise

- Bei jeder Übung mit Geräten den Übenden zunächst mit dem Gerät sich selbst überlassen, damit er sich auf das Gerät einstellen kann und seine Phantasie zu eigenen Übungen angeregt wird.
- Die Übungen zunächst so einfach wählen, dass sie gleich beherrscht werden.
- Geschicklichkeit oder Konzentration oder Reaktionsfähigkeit der Übenden ist überfordert, wenn die Geräte häufig hinunterfallen. Das verbreitet Unruhe und macht missmutig.
- Wegrollende Geräte holt in der Regel der Übungsleiter wieder, hinunterfallende Geräte nur von denen aufheben lassen, denen das keine Schwierigkeiten bereitet.
- Beim Üben mit Gerät folgt der Blick, soweit möglich, immer dem Gerät. Wer zu Schwindel neigt, behält den Blick nach vorn.
- Beim Üben mit Geräten während des Gehens (z. B. Werfen und Fangen, Prellen, Schwingen) soll der Gang nicht stocken, sondern es wird möglichst gleichmäßig vorangegangen. Das gilt auch für das Zuspielen eines Geräts bei Partnerübungen. Diese Übungen mit Gerät während des Gehens eignen sich nur für Geübte.
- Spielt der Übungsleiter sich mit einem Bettlägerigen ein Gerät zu, so wechselt der Übungsleiter häufig seinen Standort.

Hinweise zur Vorsicht

- Bedenken, dass für das Üben mit den meisten Handgeräten viel Platz benötigt wird.
- Jede Verletzungsgefahr vermeiden. Beim Zuwerfen von Geräten an Brillen und Hörgeräte denken.
- Harte Bälle, wie Gymnastikbälle, besser zuprellen als zuwerfen.
- Luftballons und Wasserbälle nicht von den Übenden aufblasen lassen.
- Zur Schonung der Halswirbelsäule Luftballons nicht zu lange nach oben tippen lassen.

KAPITEL

17 Die Bank als Trainingsgerät

Beim Üben an der Bank spielt die Belastbarkeit der Gruppe eine untergeordnete Rolle, sodass die Anschaffung des Geräts für alle Senioreneinrichtungen, denen ein Gymnastikraum zur Verfügung steht, zu empfehlen ist. An einer 5 m langen Bank können 12 Personen gleichzeitig üben. Die Bank ist kein Ersatz für Stühle. Mit ihr kann das Übersteigen von Hindernissen im Alltag oder bei Wanderungen geübt werden. Die Teilnehmer erfahren, dass das rückwärtige Absteigen (z. B. aus einem Bus) gefahrloser ist als das Absteigen vorwärts. Ob Balancieren auf der Bank – auf jeden Fall mit Hilfestellung – den Teilnehmern gefahrlos zugemutet werden kann, muss der Übungsleiter in eigener Verantwortung entscheiden.

17.1 Übungsbeispiele an der Bank

Die Bank als Hindernis mit Hilfestellung des Übungsleiters

! 362 Einzeln die Bank nacheinander übersteigen. Mit dem „gewohnten" Bein beginnen, dann mit dem „ungewohnten".

! 363 Einzeln auf die Bank steigen und rückwärts wieder absteigen, abwechselnd mit dem rechten und linken Fuß beginnen.

! 364 Einzeln auf die Bank steigen und vorwärts wieder absteigen mit Abrollen des Fußes und Nachgeben im Knie, abwechselnd mit dem rechten und linken Fuß beginnen (➤ Abb. 17.1).

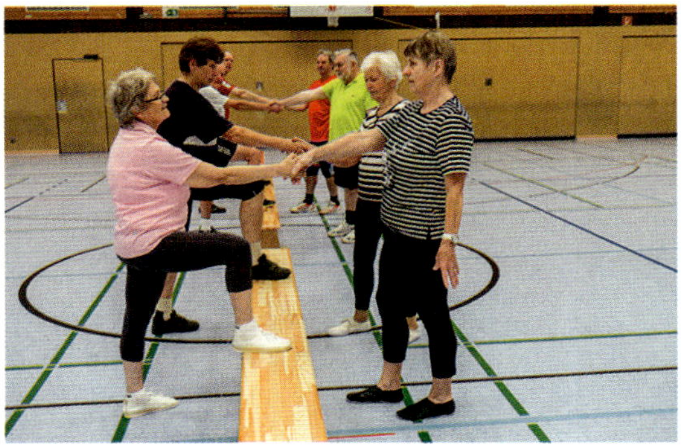

Abb. 17.1 Die Bank überqueren (➤ Übg. 364).

Fortbewegung auf der Bank im Sitzen

365 Ein Teilnehmer setzt sich auf ein Ende der Bank so, dass sich die Länge der Bank an seiner rechten Seite befindet. Er soll sich seitwärts zum anderen Ende der Bank bewegen, wobei die rechte Hand weit nach rechts greift, beide Füße nach rechts aufsetzen und das Gesäß angehoben – nicht rutschend – ebenfalls nach rechts aufsetzt. Das Gleiche in die andere Richtung ausführen. Am Ende angelangt, ist zum Aufstehen häufig die Hilfe des Übungsleiters nötig.

366 Auf das Ende der Bank rittlings setzen, die Bank vor sich. Zum anderen Ende der Bank bewegen, dabei die Füße weit nach vorn aufsetzen, die Hände greifen die Bank dicht hinter dem Körper und das Gesäß wird hoch angehoben – nicht rutschend – weit vorgeschoben und abgesetzt und so fort. Bei Schulterbeschwerden die Übung abbrechen (➢ Abb. 17.2).

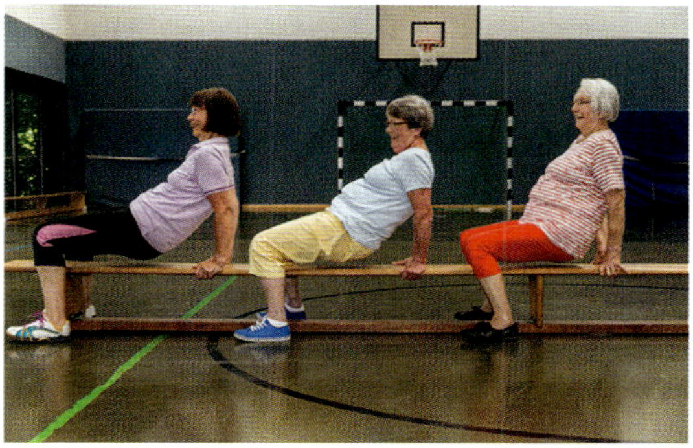

Abb. 17.2 Rittlings auf der Bank voranbewegen (➢ Übg. 366).

Gemeinsames Üben an der Bank

Die Teilnehmer befinden sich in zwei Gruppen (A) und (B) stehend bzw. auf dem Stuhl sitzend an beiden Längsseiten der Bank mit gleichmäßigem Zwischenraum voneinander. Sie sind der Bank zugewandt und haben jeder ein Gegenüber. Alle Übungen im gemeinsamen Rhythmus ausführen, bei den Beinübungen im Stehen fassen sich die Nebeneinanderstehenden an.

367 Abwechselnd rechts und links mit dem Fuß auf die Bank tippen, das Tempo steigern, nur die Ferse tippt, nur die Spitze tippt, ein Fuß tippt mehrmals hintereinander.

368 Ein Fuß tippt abwechselnd an die vordere und hintere Kante.

369 Ein Fuß tippt abwechselnd mehrmals nach außen und über Kreuz (➢ Abb. 17.3).

370 Beide Füße gleichzeitig auf die Bankkante setzen und zurück. Beim Anheben beider Beine nicht ins Hohlkreuz gehen.

371 Ausgangsstellung: Der rechte Fuß ist auf dem Boden, der linke auf der Bank. Fortlaufend gleichzeitig die Fußstellung abwechseln, also gegengleich bewegen, auch mit Temposteigerung.

372 Das rechte Bein gebeugt anheben, flach über der Bank strecken und den Fuß zur Bank absenken. Das gestreckte Bein wieder anheben, beugen und zur Ausgangsstellung führen.

373 Die Teilnehmer sitzen auf der vorderen Hälfte des Stuhls an der Längsseite der Bank. Das rechte Bein gebeugt anheben, flach über die Bank strecken, ohne abzusetzen anbeugen und unter die Bank schwebend strecken, wieder anbeugen und absetzen.

374 Beide Fußballen gegen die Längsseite der Bank stemmen. Die Zehen auf die Bank drücken und die Ferse anheben bis zur intensiven Streckung des Fußes und Anspannung der Unterschenkelmuskulatur.

375 Die Arme in Hochhalte. Auf verschiedene Weise mit den Händen auf die Bank tippen im Wechsel mit Klatschen über dem Kopf, z. B. abwechselnd die rechte und linke Hand vor dem Körper auf die Bank tippen oder seitlich oder mit beiden Händen vor dem Körper auch über Kreuz tippen.

376 Abwechselnd beide Hände zweimal auf die Bank tippen, gut aufrichten und zweimal über dem Kopf klatschen. Gruppe A beginnt mit Tippen auf die Bank, Gruppe B mit Klatschen (➤ Abb. 17.4).

377 Die Arme in Hochhalte, den Oberkörper nach rechts (links) drehen und seitlich geneigt mit der linken (rechten) Hand auf die Bank tippen.

378 Nah an der Bank sitzen, die rechte (linke) Hand flach auf die Bank legen, nach innen rechtwinklig verdreht. Mit guter Rumpfbeteiligung die Hand wie ein Bügeleisen auf dem Bügelbrett auf der Bank weit vor- und zurückgleiten lassen (➤ Abb. 17.5).

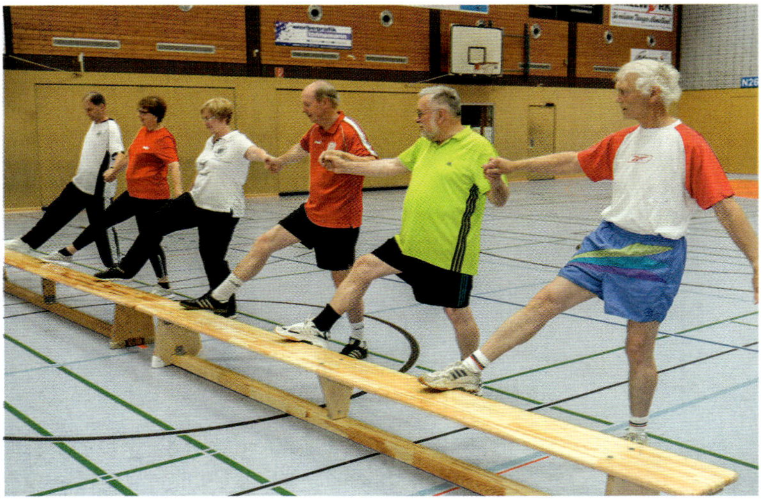

Abb. 17.3 Stehend an der Bank einen Fuß abwechselnd nach außen und über Kreuz auf die Bank tippen (➤ Übg. 369).

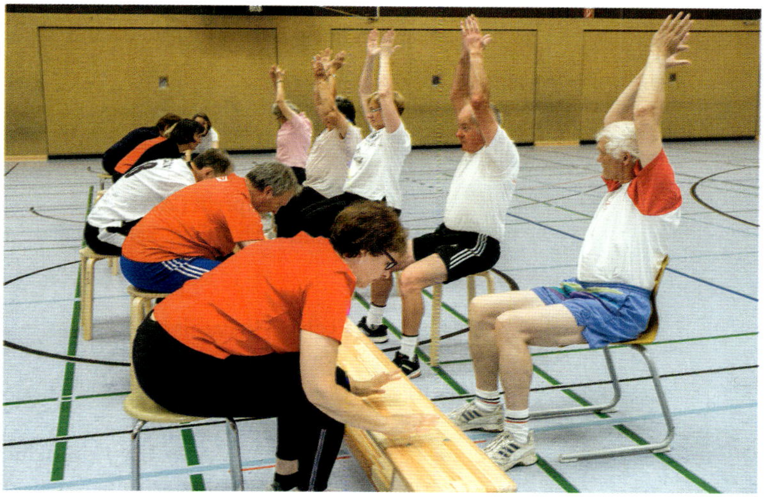

Abb. 17.4 Gruppenweise unterschiedliches Tippen mit den Händen auf die Bank im Wechsel mit Klatschen über dem Kopf (➤ Übg. 376)

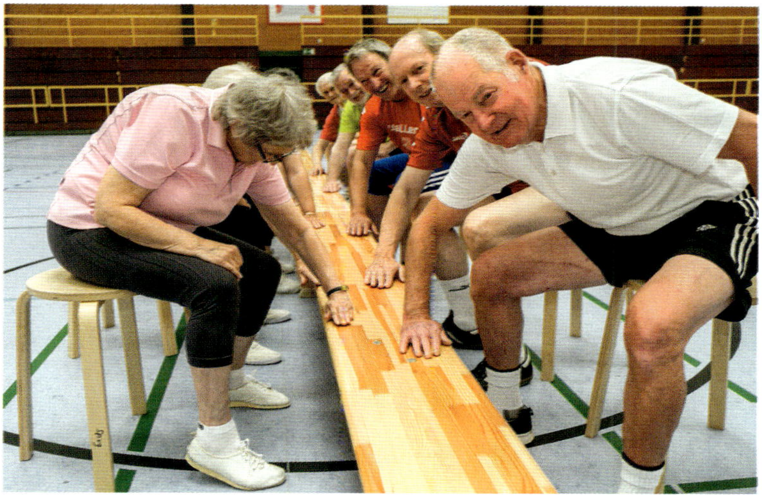

Abb. 17.5 Eine Hand wie ein Bügeleisen vor und zurück auf der Bank entlanggleiten lassen (➤ Übg. 378).

Üben mit Gymnastikball an der Bank

379 Die Teilnehmer stehen an einer Längsseite der Bank. Unterschiedliches Prellen des Balles auf die Bank, davor oder dahinter.

380 An der Bank entlanggehen, dabei den Ball mehrmals auf die Bank prellen und fangen, ein- und beidhändig.

381 An einem Ende der Bank ihr zugewandt stehen. Im Nachstellschritt seitwärts an der Bank entlanggehen und den Ball dabei mit jedem Schritt auf die Bank prellen.

382 Den Ball paarweise zuprellen. Die Partner stehen sich ca. 4–5 m gegenüber, zwischen ihnen steht die Bank. Gegenseitiges Zuprellen, wobei der Ball einmal vor der Bank aufprellt (kräftige Bewegung), einmal dahinter (Prellen von oben) und schließlich auf die Bank prellen.

Methodische Hinweise

- Die ➢ Übg. 367 bis ➢ Übg. 378 lassen sich sehr gut nach einer Dreivierteltel- oder Viervierteltakt-Musik ausführen.
- Bei den ➢ Übg.367 bis ➢ Übg. 378 steht bzw. sitzt der Übungsleiter zur Demonstration der Übungen am besten an der Kurzseite der Bank.

KAPITEL 18 Kognitives und koordinatives Training

Wie im > Kap. 1 erwähnt, ist Gymnastik nicht nur ein Training für den Bewegungsapparat und das Herzkreislaufsystem, sondern auch für das Gehirn. Das überrascht nicht, wenn man sich der Bedeutung des Gehirns als Schaltstelle aller Bewegungen bewusst ist. Das heißt, dass die Steuerung aller erlernten Bewegungen des Körpers vom Gehirn ausgeht. Diese Bedeutsamkeit des Gehirns zeigt sich unter anderem bei den möglichen Auswirkungen eines Schlaganfalls.

Zudem beansprucht jede Bewegung nicht nur die dazu benötigten Körperteile, sondern aktiviert umgekehrt auch die dafür verantwortlichen Gehirnfunktionen. Es ist wissenschaftlich erwiesen, dass das Gehirn genauso wie der Bewegungsapparat durch Leistungen, die ihm abverlangt werden, trainiert werden kann. Die Gymnastik bietet eine Möglichkeit dazu. In der Gymnastik mit alten Menschen hat diese Möglichkeit einen besonderen Stellenwert.

18.1 Durchblutung des Gehirns

Kreislaufanregende Bewegungen, unterstützen die zerebrale Durchblutung. Diese ist Voraussetzung für den benötigten Stoffwechsel in den Gehirnzellen, der für alle Aktivitäten des Gehirns von größter Bedeutung ist.

Die günstige Wirkung spezieller Übungen besteht in einer verbesserten lokalen Durchblutung der dafür beanspruchten Gehirnzellen. Es sind zwar nur Teile des Gehirns für die Ausführung einzelner Übungen zuständig, aber Untersuchungen ergaben, dass das Trainieren spezifischer Gehirnbereiche sich auch auf benachbarte Bereiche günstig auswirken kann.

18.2 Trainierbarkeit von Gehirnfunktionen in der Seniorengymnastik

Konzentration

Bei der immer wieder beklagten „Vergesslichkeit“ handelt es sich oft um einen Mangel an Konzentration. Das Sich-Konzentrieren auf das Stundenprogramm, den Übungsleiter und auf die Gruppe ist ein gutes Training zerebraler Funktionen. Eine intensivere Konzentrationsfähigkeit wird den Teilnehmern abverlangt bei ungewohnten und schwierigen Bewegungsabläufen und Geschicklichkeitsübungen (wie auch bei Koordinationsübungen), bei Bewegungsspielen (➤ Kap. 21.2) und Kanons (➤ Kap. 20.3) sowie bei Spielen (➤ Kap. 22). Zum Beispiel:

383 Folgendermaßen vorwärts gehen: 1 Schritt rechts, 1 Schritt links, rechts nachstellen, 1 Schritt links, 1 Schritt rechts, links nachstellen etc.

384 Abwechselnd die Hände zur Faust schließen und strecken. Beide Hände üben gegengleich. Dann auch die gestreckte Hand vorstrecken, während die Faust in Körpernähe verbleibt (➤ Abb. 18.1).

385 Grundstellung: gleichzeitig den rechten Arm zur Seithalte und den linke Arm zur Vorhalte führen und zurück. Anschließend gegengleich üben (➤ Abb. 18.2).

386 Die Arme in Hochhalte. Der rechte Arm kreist seitlich vorwärts, gleichzeitig kreist der linke Arm seitlich rückwärts. Beide Arme treffen sich in der Hochhalte.

387 Nacheinander die Fingerspitzen von Zeige-, Mittel-, Ring- und kleinen Finger zum Daumen führen und zurück. Die rechte Hand beginnt mit dem Zeigefinger, die linke Hand gleichzeitig mit dem kleinen Finger.

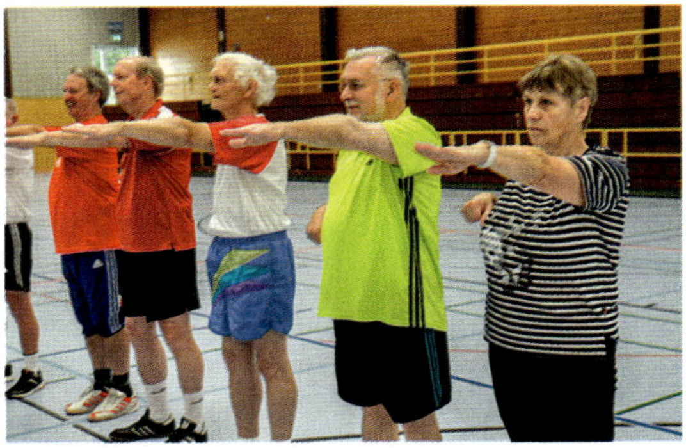

Abb. 18.1 Bei entgegengesetzter Armbewegung abwechselnd eine Hand strecken, die andere schließen (➤ Übg. 384).

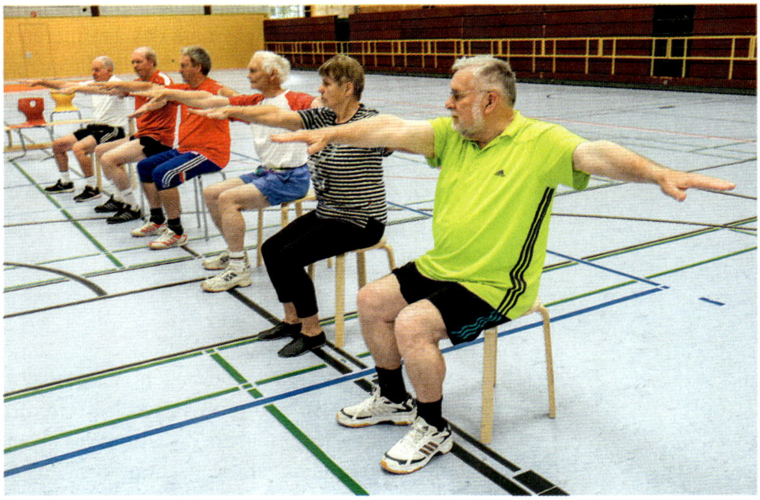

Abb. 18.2 Einen Arm in Vor-, den anderen in Seithalte führen, dann gegengleich (➤ Übg. 385).

Koordination

Das Zusammenspiel des Zentralnervensystems mit den Muskeln des Bewegungsapparats, hier als Koordinationsfähigkeit bezeichnet (➤ Kap. 1), muss von Geburt an entwickelt und erlernt werden. Durch sportliche Betätigung im Besonderen kann sie während des ganzen Lebens trainiert und verbessert werden. Eine gute Koordination erkennt man an sicheren, harmonischen und flüssigen Bewegungen. Man kann feststellen, dass in den Senioren-Gymnastikgruppen besonders bisher Ungeübte in puncto Koordination große Fortschritte erzielen können. Dadurch wird die Bewegungssicherheit wesentlich verbessert und damit die Unfallanfälligkeit vermindert.

Jede Übung in der Gymnastik ist bereits ein Koordinationstraining. Dies fängt bereits beim Gehen an. Zu den Übungen, die an das Bewegungsgefühl erhöhte Anforderungen stellen, gehören folgende Bewegungen:

Ungebräuchliche Bewegungen

388 Vorder- und Hinterkreuzschritt im Wechsel

389 Aus der Seithalte der Arme die Hände falten abwechselnd mit dem gewohnten Daumen oben, dann mit dem ungewohnten.

Gegenbewegungen

390 Beide Arme in Seithalte rechts. Aus der Schulter heraus beide Arme nach links führen, zurück nach rechts, der Kopf dreht mit von rechts nach links und zurück. Nun dieselbe Armbewegung ausführen, aber der Kopf dreht jeweils in die Gegenrichtung. Vorsicht bei Neigung zu Schwindel.

391 Grätschstand. Gewichtsverlagerung nach rechts und links im Wechsel, dabei klatschen die Hände weit rechts und links. Nun ebenfalls Gewichtsverlagerung nach rechts, dabei klatschen, aber die Hände weit links und Gewichtsverlagerung nach links, dabei klatschen die Hände weit rechts.

Geschicklichkeitsübungen

392 Werfen, Fangen und Prellen mit dafür geeigneten Kleingeräten, auch mit Partner

393 Zielwurfübungen, auch mit geschlossenen Augen

394 Balanceübungen, z. B. mit einem Doppelklöppel

395 Jede Hand hält in der Mitte senkrecht ein Rhythmusholz, ein Holz trifft aus der Hochhalte kommend das zweite Holz (➤ Abb. 18.3).

396 Staffel. Die beiden Mannschaften stehen oder sitzen zusammen in einem Kreis. Jede Mannschaft hat ein Gymnastikseil, das sie von einem Spieler zum nächsten weiterreicht. Dabei schlingt jeder einen Knoten in das Seil. Ist das Seil beim letzten angelangt, das Seil zurückgehen lassen und jeder löst wieder einen Knoten.

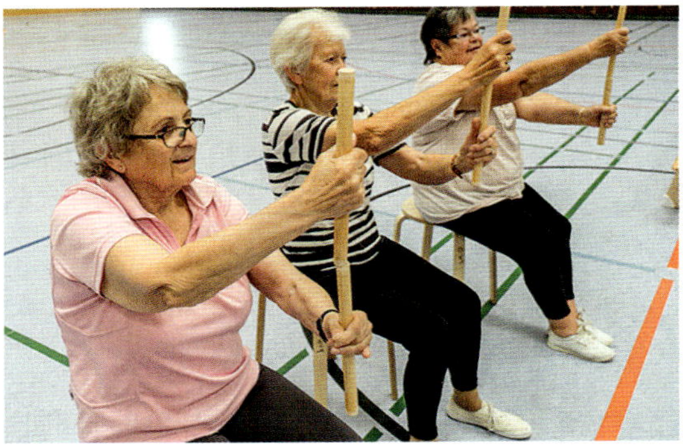

Abb. 18.3 Zwei Rhythmushölzer senkrecht gegeneinander schlagen (➢ Übg. 395).

Mehrfachbewegungen

➢ Abb. 18.4.

397 Prellen eines Balles beim Gehen

398 Armschwünge verbunden mit Schrittfolgen

399 Zuspielen eines Kirschkernsäckchens mit einem Partner beim Gehen

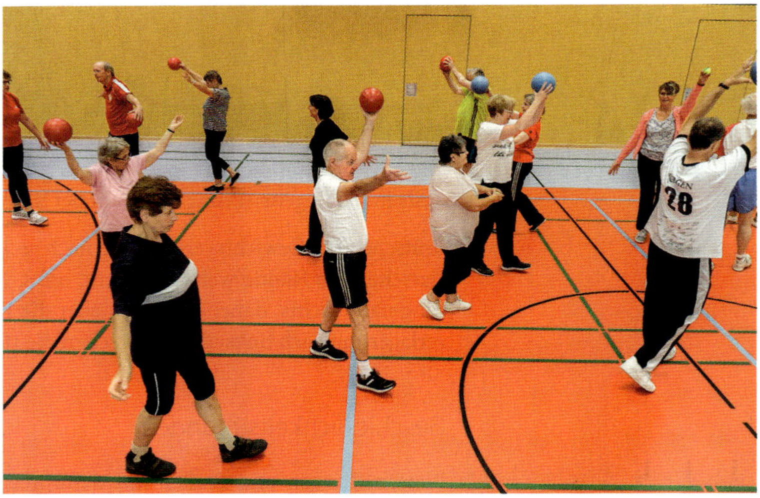

Abb. 18.4 Übergeben eines Balls von einer Hand in die andere beim Gehen als Übung mit Mehrfachbewegungen

Gleichgewichtsübungen

Zur Koordinationsfähigkeit gehört die Fähigkeit, in allen Situationen, auch ohne die Hilfe der Augen, das Gleichgewicht zu halten (➢ Abb. 18.5). Die dafür bestimmten Übungen sind im ➢ Kap. 7 aufgeführt. Dazu kommen Übungen mit Gewichtsverlagerung und Haltungsveränderungen des Rumpfes im Stand wie im Gehen, Stehen und Bewegen auf einem Bein sowie das Balancieren von Gegenständen (➢ Abb. 16.10, ➢ Übg. 231).

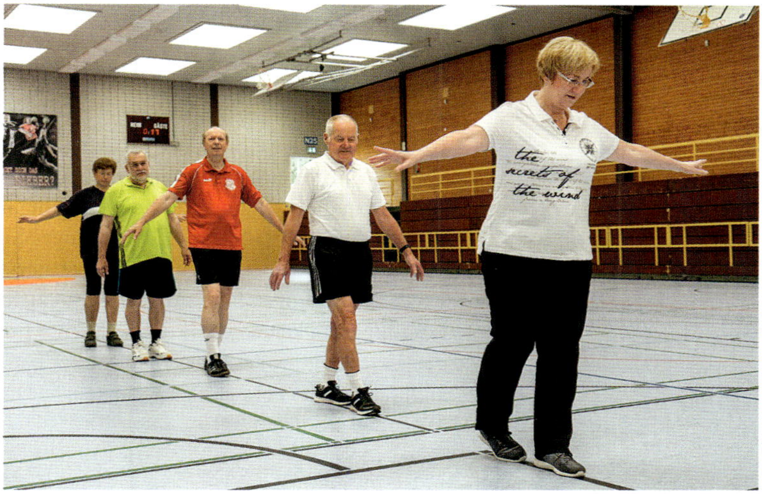

Abb. 18.5 Gehen auf einer Linie als Gleichgewichtsübung (auch ➤ Übg. 14)

Reaktion

Ein Mensch in hohem Alter, der noch schnell und sicher reagiert, wirkt auf seine Umgebung nicht alt. Außerdem ist er weniger unfallgefährdet, weil er Gefahrensituationen schnell erfasst und sofort entsprechend reagieren kann. Es kommt also in der Seniorengymnastik darauf an, das Erfassen von Signalen und überraschenden Situationen durch entsprechende Übungen zu trainieren. Hierfür ist das Üben in Gruppen besonders wertvoll und fast alle Spiele sind von Bedeutung. Auch wird beim Improvisieren nach Musik (➤ Kap. 20.1) ohne vorherige Ansage der Übungen die Reaktionsfähigkeit geübt. Weitere Übungsvorschläge:

400 Durcheinandergehen im Raum, ohne sich zu berühren.

401 Beim Durcheinandergehen nach einem vorher verabredeten Signal des Übungsleiters sofort stehenbleiben, ist auch bei Gehübungen im Sitzen möglich.

402 Zu zweit einen Luftballon zupritschen.

403 Zu zweit ein Säckchen unberechenbar (hoch, tief, seitlich) zuspielen.

404 Teilnehmer A hält einen Doppelklöppel an beiden Bällen, Teilnehmer B hält seinen an einem Ball. A bringt sein Gerät schnell in unberechenbare Stellung (hoch, tief, waagerecht, senkrecht, schräg) und B muss schnell in jeder Stellung mit seinem Gerät den Doppelklöppel von A treffen.

Geistige Flexibilität

Der Entschluss, an einer Gruppengymnastik teilzunehmen, setzt – abgesehen von dem Wunsch nach Bewegung – auch eine gewisse geistige Beweglichkeit voraus. Nichts ist lähmender für das Gehirn als ein Leben in Abschirmung von der Umwelt und ohne Teilhabe. Das Gruppenleben zwingt in gutem Sinn zur Auseinandersetzung und Beschäftigung mit anderen Menschen.

Anpassungsvermögen an die Leistungsfähigkeit und den Bewegungsrhythmus des anderen bei Gruppen- und Partnerübungen ist außerdem gefordert. Bei Partnerübungen mit sehr unterschiedlichen Teilnehmern im Hinblick auf Leistungsfähigkeit sowie Persönlichkeit wird ein hohes **Einfühlungsvermögen** abverlangt, wenn das gemeinsame Üben nicht zur Qual werden soll. Flexibilität ist die Voraussetzung für ein harmonisches Miteinander z. B. bei folgenden Übungen:

Gruppenübungen

- Anpassung der Schrittgröße der Teilnehmer bei Gehübungen in Kreisfassung
- Anpassung an die Reichweite bei gemeinsamen Armbewegungen mit der Zauberschnur

Partnerübungen

- Beim Zuspiel mit Ball oder Säckchen das eigene Tempo und die Kraft des Wurfes den Fähigkeiten des anderen anpassen.
- Bei Schwüngen in Handfassung zu einem gleichmäßigen, harmonischen Schwung kommen.

Gedächtnis

Auch das Trainieren des Gedächtnisses kann bei der Vorbereitung einer Übungsstunde mit eingeplant werden, wenn diese Fähigkeit auch keine so große Rolle in der Gymnastik spielt. Hier einige Anregungen:

Merken von Übungen und Namen

- 2–3 Übungen zu Beginn der Übungsstunde intensiv geprobt und am Ende der Stunde aus dem Gedächtnis wiederholt, Merken von Bewegungsverbindungen bei Bewegungsspielen und Kanons
- Zuspiel eines Balls im Kreis mit Namensnennung der Fangenden
- Spiel „Nummernspiel mit Platzwechsel“ (➤ Kap. 22.2)

Orientierungsübung

Jeder Teilnehmer hat wahllos im Raum seinen Stuhl aufgestellt oder ein Säckchen hingelegt. Die Teilnehmer gehen nach Musik im Raum durcheinander und müssen nach Zuruf den Stuhl oder ihr Säckchen wiederfinden.

Methodische Hinweise

- Positive Emotionen tragen zur Belebung aller Körperfunktionen, also auch der Gehirnfunktionen bei. Daher ist eine anregende, fröhliche Atmosphäre während des Übens Vorbedingung für ein Erfolg versprechendes Gehirntraining.
- Je mehr Konzentration, Aufmerksamkeit und wiederholtes Üben die gewünschte Ausführung einer Aufgabe verlangt, umso wahrscheinlicher ist der beabsichtigte Trainingseffekt.
- Der Übungsleiter stellt sich auf die geistige Belastbarkeit seiner Gruppe ein und weiß, welche Übungen den erwünschten Schwierigkeitsgrad haben. Die Dosierung der geistigen Beanspruchung muss genauso sorgfältig gewählt werden wie die der körperlichen Belastung.
- Übungen, die die Gruppe im Schlaf beherrscht, beanspruchen das Gehirn wenig und folgen zur Entspannung nach geistiger Anspannung.
- Um die Aufmerksamkeit der Teilnehmer zu erhalten und ihre Flexibilität zu fordern, ist es von großer Wichtigkeit, die Übungsstunden so abwechslungsreich wie möglich zu gestalten. Eintönige Übungsprogramme schläfern ein.
- Zur Erhaltung der geistigen Fitness sind die Möglichkeiten der Gymnastik eine Hilfe. Sie allein reichen nicht aus, regen aber an, sich dieses Themas anzunehmen, die persönlichen derzeitigen geistigen Aktivitäten zu überdenken und dem Gehirn neue Anreize zu ermöglichen. Für Anregungen in den Übungsstunden für Trainingsmöglichkeiten zu Hause zeigen sich viele Teilnehmer aufgeschlossen.

KAPITEL

19 Gymnastik für Menschen mit Demenz

Mit der wachsenden Anzahl an alten und sehr alten Menschen in Deutschland nimmt die Zahl der an Demenz erkrankten Menschen ständig zu. Unter dem Begriff **„Demenz“** wird eine Vielfalt von Hirnleistungsschäden und -störungen zusammengefasst, von denen seelische wie auch geistige Funktionen sowie die körperliche Leistungsfähigkeit betroffen sind. Nimmt bei einem Menschen der Abbau zerebraler Funktionen Formen an, die ihm die selbstständige Bewältigung seines Alltags unmöglich machen, ist er oft auf die Versorgung und Pflege zu Hause oder in einem Heim angewiesen.

Bei Menschen mit Demenz wird fast immer ein Gedächtnisverlust sowie ein Abbau der verbalen Kommunikationsfähigkeit (d. h. sich mit Worten mitteilen und verständigen) festgestellt. Eine mögliche Folge ist die damit einhergehende Beziehungsstörung zur Umwelt. Mit einem fortschreitenden Kommunikationsverlust zu den Mitmenschen steigt das **Risiko der sozialen Isolation.** Es entsteht ein Gefühl von Isolation und Einsamkeit, das bei Erkrankten zu unterschiedlichen Verhaltensweisen, wie z. B. Aggressivität, Panik, Unruhe oder Apathie führt. Um die Lebensqualität dieser Menschen zu verbessern, ist es dringend erforderlich, mithilfe möglichst vielseitiger und intensiver Aktivitäten die intakt verbliebenen geistigen und körperlichen Funktionen und Kräfte zu fördern und zu üben, um so eine größtmögliche Selbstständigkeit und Teilhabe zu erhalten und zu ermöglichen.

Menschen mit Demenz, die in einem Heim oder in der Häuslichkeit fast vollständig auf die Fürsorge anderer angewiesen sind, werden geistig und körperlich kaum noch gefordert. Das erlebnis- und bewegungsarme Leben fördert den weiteren Abbau. Geistige Defizite und eine allgemeine körperliche Schwäche nehmen zu, was den fortschreitenden Verlust des Selbstwertgefühls und der Selbstständigkeit zur Folge hat.

Erfahrungen in Heimen haben gezeigt, dass Gymnastik und Bewegungsspiele zu den beliebten Beschäftigungen der Bewohner gehören. Daher hat eine wohl überlegte, auf die Gruppe zugeschnittene Gymnastik einen besonderen Stellenwert im Angebot der Veranstaltungen des Heimalltags.

Die aktuelle Studienlage weist eine besonders protektive Wirkung körperlicher Aktivität in Bezug auf demenziellen Erkrankungen nach. Dies bestätigt nochmals die unbedingte Notwendigkeit körperlicher Aktivität, z.B. durch Gymnastik bei Älteren und hochaltrigen Menschen.

In der Therapie und der geriatrischen Rehabilitation galt eine demenzielle Erkrankung lange Zeit als Ausschlusskriterium. Mittlerweile gibt es zunehmend spezialisierte Rehabilitationseinrichtungen, die durch die Rehabilitationskonzepte positive Auswirkungen vor allem auf die Alltagskompetenz demenziell erkrankter Menschen erzielen. Entscheidend für den Erfolg sind jedoch individuelle Therapieansätze und Therapeuten mit Kompetenzen im Umgang mit Menschen mit Demenz.

19.1 Aufgabe und Wirkungen der Gymnastik

- Allgemeine Prävention weiterer möglicher Erkrankungen
- Verbesserung und Erhalt von Alltagskompetenz
- Erhalt und Verbesserung der körperlichen Funktionen: In ➤ Kap. 1 wird auf die Bedeutung von Seniorengymnastik als Maßnahme gegen die Folgen von Bewegungsmangel hingewiesen.
- Erhalt und Verbesserung der geistigen Funktionen: Die geistigen Funktionen Konzentration, Koordination, Reaktion und Orientierung sind bei Menschen mit Demenz auf unterschiedliche Weise in Mitleidenschaft gezogen. Auch die Wahrnehmung der Umgebung, das Raumgefühl und die Erinnerungsfähigkeit sind gestört.
- Hilfe zur Verbesserung der psychischen Situation: Eine ganz wesentliche Aufgabe hinsichtlich der positiven Wirkung auf das Wohlbefinden kommt der Gymnastik in der Gruppe zu. Ist es gelungen, Menschen mit Demenz in den Übungsraum zu geleiten, erfährt der Alltag schon einmal eine Unterbrechung. Die Aktionen der Gymnastikteilnehmer motivieren jedoch dazu, mit zu üben. Bei regelmäßiger Teilnahme an der Gymnastik kommt es häufig zur Entwicklung eines Zugehörigkeitsgefühls zur Gruppe.

19.2 Die Rolle des Übungsleiters

Für die Arbeit als Übungsleiter mit Menschen, die an Demenz erkrankt sind, kann auf eine **spezielle Qualifikation** nicht verzichtet werden.

Eine erste Voraussetzung sind gründliche Kenntnisse über zerebrale Veränderungen im Alter, ihre Formen und Schweregrade. Nur mit diesem Hintergrundwissen ist der Übungsleiter in der Lage, das Verhalten von Menschen mit Demenz einzuschätzen und bei den Übungen entsprechend zu berücksichtigen. Ein hohes Maß an Einfühlungsvermögen und Toleranz sind Grundvoraussetzungen für die Zusammenarbeit mit Menschen mit Demenz. Die emotionale Beanspruchung bei der Arbeit mit diesen Gruppen erfordert viel Kraft, innere Ruhe, Geduld und Fröhlichkeit. Ein regelmäßiger Kontakt des Übungsleiters zu den Pflegepersonen und Therapeuten sowie Angehörigen der Erkrankten erleichtert ihm seine Arbeit auch im Hinblick auf erhoffte Erfolge.

Eine weitere Voraussetzung für diese verantwortungsvolle Aufgabe ist die solide Ausbildung in Seniorengymnastik. Der Übungsleiter muss genügend Übungen und deren Wirkung beherrschen, um bei der Gestaltung von Übungseinheiten kompetent und vor allem auch die Tagesform der Gruppe berücksichtigend flexibel arbeiten zu können. Auch das Üben nach Musik darf für Übungsleiter der Gruppen von Menschen mit Demenz kein Problem sein. Im Gegenteil, der Einsatz von Musik hat in der Arbeit mit Senioren mit Demenz einen hohen Stellenwert, da über Musik Erinnerungen geweckt werden und die Menschen allgemein sehr positiv reagieren.

19.3 Empfehlungen zur Organisation von Gruppengymnastik

Im Vergleich zu den Empfehlungen zur Durchführung von Gymnastik mit Seniorengruppen (➤ Kap. 2) sind für Gruppen für Menschen mit Demenz abweichende Hinweise erforderlich:

- **Gruppe:** Die erwünschte Teilnehmerzahl sollte zwischen 4 und 6 Personen liegen. Dies ermöglicht ein individualisiertes Vorgehen und enge Betreuung. Frauen und Männer üben gemeinsam. Die Teilnehmer müssen zum Üben abgeholt werden. Es liegt am Einfühlungsvermögen, Kommunikations- und Motivationsstrategien des Leiters, die Bewohner dazu zu bewegen an der Gymnastik teilzunehmen. In Abhängigkeit der wechselnden Tagesform der Menschen ist ein Ablehnen zu akzeptieren.
- **Hilfspersonen:** Vom Schweregrad der Demenz und der Größe der Gruppe hängt es ab, ob 1–2 Hilfspersonen während des Übens dabei sein sollten.

19.4 Übungsweise

Persönlicher Einsatz des Übungsleiters, Ideenreichtum und Freude an der Gruppenarbeit gehören zu den wichtigsten Grundlagen, um Übungseinheiten lebendig zu gestalten und auch Menschen mit Demenz zum Mitmachen zu motivieren. Ziel ist es, mit dieser Aktivität den Senioren mit Demenz eine Hilfe zu geben für ein verbessertes seelisches, geistiges und körperliches Befinden.

So unterschiedlich wie die geistige und körperliche Belastbarkeit dieser Gruppen ist, so abweichend voneinander sind die Erfahrungen der Übungsleiter hinsichtlich der geeigneten Stundenkonzepte und der Übungsweise. Hier muss jeder das für seine Gruppe geeignete Übungsprogramm herausfinden. Praktische Erfahrungen bestätigen folgende Hinweise zur Übungsweise:

- Wegen der verbalen Verständigungsschwierigkeiten mit den Betroffenen spricht der Übungsleiter **ruhig, klar und mit einfachen Sätzen.** Auch eine **ausdrucksvolle Mimik und Körpersprache** unterstützen das Verständnis.
- **Praxisbezogene Übungen** sind für die Teilnehmer dieser Gruppen am leichtesten nachvollziehbar, z. B. winken, Hände waschen, Strümpfe anziehen. Inwieweit abstrakte Übungen von den Teilnehmern bevorzugt werden, muss ausprobiert werden.
- **Musik** ist bei der Gruppenarbeit mit Menschen mit Demenz ein ganz wesentliches Element. Melodie und Rhythmus verleihen den Betroffenen Bewegungsimpulse. Der Übungsleiter muss herausfinden, welche Musik die Teilnehmer am meisten berührt. Es sind meist Melodien, die im frühen Erwachsenenalter begeistert haben und mit Gefühlen der Freude und des Glücks verbunden sind. Alte Erinnerungen leben auf und aktivieren dabei das Langzeitgedächtnis.

- Bälle, Kirschkernsäckchen, Luftballons und bunte Tücher sind aus der Zahl der allgemein bekannten **Kleingeräte** besonders beliebt. Das Üben mit diesen Geräten, z. B. gegenseitiges Zuspielen, erleichtert bei leichteren Fällen die Kontaktaufnahme und das Kommunizieren mithilfe von Partnerübungen. Verloren gegangene Fähigkeiten können wieder entdeckt werden.
- **Spiele ohne besondere Regeln** tragen zur fröhlichen Stimmung bei und sind geeignet, ein Gruppengefühl zu entwickeln. Im ➢ Kap. 22 sind Spiele zum Kennenlernen, zur Wortfindung, zum Üben von Geschicklichkeit und Reaktion beschrieben als Anregung der Phantasie zu neuen Spielideen.

19.5 Methodische Hinweise

- Klare gleichbleibende Strukturen im Trainingsaufbau einsetzen.
- Geistige und körperliche Überforderung vermeiden.
- Übungen so wählen, dass die Teilnehmer entsprechend dem individuellen Leistungsstand mit unterschiedlichen Schwierigkeitsgraden trainieren können.
- Vertraute Übungselemente wiederholen und neue Trainingselemente miteinander abwechseln.
- Visuelle Demonstration der Übungen durch den Übungsleiter
- Bewegung durch taktile (berührende) Reize korrigieren.
- Nicht zu lange mit einem Partner üben lassen.
- Ruhige Räumlichkeiten und stabile Bezugspersonen anbieten.
- Wegen der bei alten Menschen häufig vorhandenen Geräuschempfindlichkeit nicht ständig Musik laufen lassen.
- Auf kleine Lernfortschritte aufmerksam machen.
- Auf gleicher Augenhöhe sprechen und Blickkontakt suchen, um das Verstehen zu erleichtern.
- Inhalte langsam in einfachen, kurzen Sätzen vermitteln und mit bereits Bekanntem verbinden.
- Bewegungen mit Assoziationen („Kirschen vom Baum pflücken", „über einen großen Stein steigen") oder Bewegungsgeschichten verbinden.
- Wichtige Informationen mehrmals wiederholen.
- Übungen ggf. schriftlich oder bildlich ergänzen.

KAPITEL

20 Rhythmisches Üben

Der Übungsleiter lässt viele Übungen im gemeinsamen Rhythmus ausführen, wobei er mit Sprechen den Rhythmus angibt.

20.1 Übungsbeispiele

	Vorschläge für eine Rhythmusangabe
Die Hände abwechselnd zur Faust schließen und öffnen.	**und** **Faust und – öffnen** **Faust und – öffnen** **fest und – locker** **fest und – Schluss** **und**
2-mal den rechten Arm zur Hochhalte führen und senken,	**rechts hoch – sen-ken** **rechts hoch – sen-ken**
2-mal den linken Arm das Gleiche,	**links hoch – sen-ken** **links hoch – sen-ken**
4-mal beide Arme das Gleiche.	**bei-de – sen-ken** **hoch und – sen-ken** **hö-her – sen-ken** **letz-tes – Mal –**
1-mal mit der rechten Hand auf die linke Schulter tippen, 1-mal mit der linken Hand auf die rechte Schulter tippen,	**und** **tipp – und –** **tipp – und –**
2-mal mit beiden Händen auf die entgegengesetzte Schulter tippen (nach jedem Tippen gehen die Arme in die Ausgangsstellung zurück).	**bei – de –** **bei – de –**
1-mal in die Hände klatschen (Handflächen schlagen zusammen), 2-mal mit den Handrücken zusammenschlagen, die rechte Hand kommt von oben, 1-mal in die Hände klatschen, 2-mal mit den Handrücken zusammenschlagen, die linke Hand kommt von oben.	**Übungsleiter gibt nur den Einsatz und übt mit. Die 3 Klatscher erfolgen in gleichmäßigem Abstand und ergeben bei mehrmaligem Wiederholen den Walzerrhythmus, den Dreivierteltakt.**

Methodische Hinweise

- Beim rhythmischen Üben ohne Musikbegleitung ist eine deutliche Taktangabe durch den Übungsleiter erforderlich.
- Der Übungsleiter berücksichtigt den für die Gruppe geeigneten Rhythmus, was besonders für junge Übungsleiter schwierig ist. Die Teilnehmer, die sich durch das Tempo überfordert fühlen, bleiben weiteren Gymnastikstunden fern.
- Die häufigste Rhythmusangabe ohne Musik erfolgt durch Sprechen, Klatschen oder Trommeln. Bei Gehübungen empfiehlt sich abwechslungsreiches Klatschen, während bei allen übrigen Übungen Sprechbegleitung zu bevorzugen ist, da der Übungsleiter dann ungehindert mitüben kann.
- Der Bewegungsablauf, eine noch bessere Ausführung und ggf. kleine Korrekturen können beim rhythmischen Sprechen zum Ausdruck gebracht werden.
- Möglichst nicht mit Zählen den Rhythmus angeben.
- Wichtig ist eine deutliche Ankündigung, ein „Vorkommando" für den gemeinsamen Einsatz, z. B. das Wort „und".

20.2 Bewegungsverbindungen

Eine Bewegungsverbindung ist ein Aneinanderreihen von verschiedenen Übungen bzw. Bewegungsabläufen, die rhythmisch übereinstimmend ausgeführt werden müssen. Viele Übungen machen mehr Spaß, wenn sie mit einer oder mehreren Übungen verbunden werden. Die Bewegungsverbindung lässt man in regelmäßiger Reihenfolge mehrmals wiederholen. Die Reihenfolge kann der Übungsleiter ansagen. Überlässt er die richtige Folge der Übungen den Teilnehmern, so ist das gleichzeitig eine gute Schulung von Konzentration und Gedächtnis. Für den Anfang ist es am einfachsten, irgendeine Übung mit einem Klatschrhythmus abwechseln zu lassen. Bei länger andauernden Bewegungsverbindungen muss unbedingt darauf geachtet werden, dass einseitige starke Belastungen vermieden werden und ein Wechsel von Spannung und Entspannung eingehalten wird.

20.2.1 Beispiele

Zum Aufwärmen

Vorschläge für eine Rhythmusangabe

Übungsleiter gibt nur den Einsatz, übt mit und steuert das Tempo.

Übg. a) 4-mal in die Hände klatschen.
Übg. b) 1-mal mit dem rechten Fuß auftreten,
1-mal mit dem linken Fuß auftreten,
1-mal mit dem rechten Fuß auftreten,
1-mal mit dem linken Fuß auftreten.

Unterschiedliche Bewegungen für Schultergelenke und Arme

	Vorschläge für eine Rhythmusangabe
Übg. a) 4-mal beide Arme in Hochhalte und zurück.	**und hoch und run-ter (4-mal)**
Übg. b) 4-mal Arme in Vorhalte nach innen und außen drehen.	**dre-hen dre-hen (4-mal) (oder: in-nen aus-sen)**
Übg. c) 4-mal abwechselnd rechts, dann links vom Körper in die Hände klatschen. Auch in der Reihenfolge a – c – b – c auszuführen.	**klatsch und klatsch und (4-mal)**

Beugen und Strecken der Wirbelsäule

	Vorschläge für eine Rhythmusangabe
Sitz auf der vorderen Hälfte des Stuhls, Beine sind gestreckt nach vorn aufgestellt. Übg. a) Hände tippen 4-mal auf die Füße oder Unterschenkel.	**und Fü-ße, Fü-ße**
Übg. b) Hände klatschen 4-mal in Hochhalte mit betonter Rückenstreckung.	**klatsch und klatsch –**
Übg. c) Hände tippen 4-mal auf den Oberschenkel. Auch in der Reihenfolge a – c – b – c auszuführen.	**O-ber-schenkel**

Handübungen (Kräftigung, Streckung, Lockerung)

	Vorschläge für eine Rhythmusangabe
Übg. a) Hände fest zur Faust schließen.	**und Faust und**
Übg. b) Finger spreizen.	**sprei-zen**
Übg. c) 4-mal klatschen.	**klatsch klatsch klatsch klatsch**

Unterschiedliche Bewegungen für Hüftgelenke und Beine

	Vorschläge für eine Rhythmusangabe
Übg. a) Den rechten Fuß vor dem Körper 4-mal links und rechts auftippen.	**und** **tipp und tipp und** **(4-mal)**
Übg. b) Das rechte Bein 4-mal kreisen (wie beim Radfahren).	**lang-sam krei-sen** **(4-mal)**
Übg. c) Das rechte Bein 4-mal nach hinten abspreizen und die Fußspitze aufsetzen und zurück.	**sprei-zen ran und** **(4-mal)**

Unterschiedliche Bewegungen des Rumpfes (in ruhigem Tempo)

	Vorschläge für eine Rhythmusangabe
Aufrechter Sitz nicht angelehnt, Arme hängen seitlich, Füße leicht gegrätscht aufgesetzt. Übg. a) Die Arme seitlich in Hochhalte führen, dabei die Handflächen drehen, damit sie in Hochhalte aneinander liegen, Handflächen wieder drehen, Arme seitlich senken (Rumpfstreckung), 2-mal.	**und** **lang-sam stre-cken** **ab-wärts füh-ren** **(2-mal)**
Übg. b) Die Hände in Brusthöhe vor dem Körper falten. Abwechselnd in die Seithalte nach rechts und links schwingen, dabei jedes Mal die Handflächen nach außen drehen, jede Seite 4-mal (Rumpfdrehung).	**rechts Schwung links** **und** **(4-mal)**
Übg. c) Abwechselnd das rechte und linke Bein anheben, mit den Händen die Knie umfassen und zum Rumpf anziehen, jedes Bein 2-mal (Rumpfbeugen).	**rechts, hoch ab-wärts** **links hoch sen-ken** **(2-mal)**

20.3 Bewegungskanon

Zwei- oder mehrteilige Übungsverbindungen können in Form eines Kanons gebracht werden, wenn sie bestimmte Bedingungen erfüllen:

- Alle Übungsteile müssen gleich lang sein und im selben Rhythmus ausgeführt werden.
- Der erste Teil des Kanons muss akustisch wahrnehmbar sein, da er den Rhythmus und das Tempo angeben muss. Am besten eignet sich Klatschen.
- Die Gruppe wird entsprechend der Zahl der Übungen in 2, 3 oder 4 Untergruppen (UGrp) aufgeteilt. Zunächst üben alle gemeinsam. Dann beginnt UGrp 1 mit Übung a. Wenn UGrp 1 mit Übung b beginnt, setzt gleichzeitig UGrp 2 mit Übung a ein etc.

20.3.1 Beispiel eines Kanons (ruhiges Tempo)

	Vorschläge für eine Rhythmusangabe
Im Sitzen	
Übg. a) 1-mal in Hüfthöhe klatschen,	**und**
1-mal in Kopfhöhe klatschen,	**klatsch**
1-mal in Hochhhalte klatschen,	**klatsch**
die Arme wieder in Hüfthöhe führen;	**klatsch**
das Ganze 4-mal.	**und**
Übg. b) Achterkreisen beider Arme nach rechts und links; das Ganze 4-mal.	**rechts und links und (oder: schwingen schwingen)**
Übg. c) Abwechselnd das rechte und linke Bein anheben und unter dem Knie in die Hände klatschen; das Ganze 4-mal.	**hoch und hoch und**

Methodische Hinweise

- Im Kanon üben erfordert ein hohes Maß an Konzentration, daher vorerst nur zweiteilige Kanons wählen.
- Die einzelnen Teile eines Kanons sollen nicht zu kurz sein, um einen zu schnellen Wechsel der Übungen zu vermeiden.
- Die einzelnen Übungsgruppen setzen oder stellen sich anfangs so, dass sie die anderen Übungsgruppen nicht im Auge haben. So werden sie nicht abgelenkt und konzentrieren sich leichter auf die Reihenfolge ihrer Übungen.
- Zunächst mit der ganzen Gruppe die einzelnen Teile gut üben, danach die ganze Bewegungsverbindung gemeinsam, erst dann in Übungsgruppen aufteilen
- Der Übungsleiter übt nicht mit, sondern gibt den Übungsgruppen den Einsatz und sorgt für gleichmäßiges Tempo, das zu leicht davon läuft. Bei Bedarf hilft er vorübergehend der Übungsgruppen, die Schwierigkeiten hat.

KAPITEL

21 Rhythmisches Üben mit Musikbegleitung

Dem Bewegen mit Musikbegleitung kommt in der Seniorengymnastik eine besondere Bedeutung zu. Der Klang fröhlicher Melodien „fährt in die Glieder", selbst bei denen, die unter erheblichen Bewegungseinschränkungen leiden. Die Atmosphäre ist gelöst, die Gesichter entspannen sich, die Bewegungen werden harmonisch und fließend.

Da auf das Mitüben des Übungsleiters und das Beobachten der Gruppe nicht verzichtet werden kann, entfällt dessen instrumentale Musikbegleitung. Der Geschmack der Übenden ist ausschlaggebend. Die ausgewählte Musik soll einen deutlichen Rhythmus ohne Schwankungen im Tempo haben. Jeder, der nach Musik üben lässt, sollte nicht nur den Rhythmus aufnehmen, sondern auch gut auf die einzelnen Abschnitte der Musik hören, die sich abwechseln oder wiederholen. Ein erfahrener Übungsleiter wechselt die Übungen bei Beginn eines neuen Melodienabschnitts. Musik und Bewegung müssen stets in Einklang gebracht werden. Dies gilt ebenso für das Improvisieren der Reihenfolge von Übungen wie für Bewegungsspiele, deren Übungen und die Zahl der Wiederholungen vorher festgelegt werden.

Es sollte jedoch nicht während der ganzen Übungsstunde Musik laufen. Zum einen fällt alten Menschen das Verstehen des Übungsleiters bei Hintergrundmusik schwerer. Darüber hinaus sind das Erlernen neuer Übungen, das konzentrierte Arbeiten an sich selbst und zugleich das Bewegen im eigenen Rhythmus bei fortlaufender Musikberieselung nur schwer durchführbar.

21.1 Improvisieren nach Musik

Sehr beliebt ist das Üben aus dem Stegreif nach irgendeiner zur Bewegung anregenden Musik ohne vorher festgelegte Reihenfolge der Übungen, das **Improvisieren.** Hierbei werden nur Bewegungen ausgeführt, deren Abläufe bereits bekannt sind.

Da sich zum Üben aus dem Stegreif auch Musik ohne regelmäßigen Aufbau eignet, ist die Auswahl der infrage kommenden Musikstücke groß. Sie müssen nur rhythmisch sein, ob langsam, schnell, getragen oder fröhlich spielt keine Rolle.

Es bleibt dem Übungsleiter überlassen, ob er während des Improvisierens nach und nach alle Muskeln und Gelenke durchbewegt, oder ob er einzelne Körperregionen besonders berücksichtigt. So eignet sich ein langsamer Walzer für Armbewegungen, bei denen gezielt die Wirbelsäule mit beteiligt wird, während man nach einem flotten Marsch oder Foxtrott eine Beingymnastik am Stuhl stehend unter Berücksichtigung aller Bewegungsmöglichkeiten der Beine bringen kann.

Improvisieren nach Musik eignet sich zu jeder Zeit während einer Übungsstunde, zur Erwärmung, als Entspannung nach konzentriertem Üben oder auch als Ausklang. Die Teilnehmer konzentrieren sich dabei völlig auf den Übungsleiter und es ist erstaunlich, wie schnell sie dem Wechsel der Übungen folgen.

Methodische Hinweise

- Es empfiehlt sich, ca. 3–5 Minuten hintereinander, bei sehr ruhiger Musik bis zu 7 Minuten zu üben.
- Die Teilnehmer anregen, sich nach eigenen Vorstellungen zu bewegen, was im Alltag nur selten gemacht wird.
- Darauf achten, dass nicht zu lange und dieselbe Körperregion bewegt wird.
- Wegen möglicher Umstellungsschwierigkeiten der Teilnehmer den Übungswechsel nicht zu schnell vornehmen.
- Vor Beginn eines neuen Melodienabschnitts weist der Übungsleiter auf einen Übungswechsel hin, erwähnt ggf. schon die neue Ausgangsstellung während immer weiter geübt wird. Mit dem neuen Melodienabschnitt wird dann die nächste Übung von der Gruppe übernommen.
- Beim Improvisieren ist das Üben mit dem Gerät erschwert, da der Übende gleichzeitig auf sein Gerät und auf den Übungsleiter achten muss.

21.2 Bewegungsspiele

Wer mit rhythmischer Gymnastik schon gut vertraut ist, hat Freude an Bewegungsspielen. Sie sind oftmals der Höhepunkt einer gelungenen Gymnastikstunde. Stimmen Bewegung und Musik in Tempo und Rhythmus überein und entsprechen sie dem Leistungsstand der Gruppe, so ergibt das Bewegungsspiel auch bei älteren Menschen ein Bild von Harmonie, Beschwingtheit und Fröhlichkeit.

Zur Zusammenstellung eines Bewegungsspiels benötigt man passende Musik, Rhythmusgefühl und viel Phantasie. In der Regel bestehen Bewegungsspiele hauptsächlich aus Schrittfolgen. In der Gymnastik mit alten Menschen können sie aber durch unzählige Übungen im Stehen oder Sitzen ersetzt werden, wodurch sogar Sitzgruppen mit behinderten Teilnehmern an dieser Bewegungsform teilhaben können.

Ein Bewegungsspiel setzt sich aus mehreren Übungen bzw. Schritten zusammen, die der Übungsleiter aussucht und deren Zahl der Wiederholungen und Reihenfolge er festlegt. Er passt dabei die Bewegungsabschnitte ganz dem Aufbau der Musik an. Musik, die speziell für diese Bewegungsformen komponiert wurde, ist ideal für Bewegungsspiele, steht aber nicht ausreichend zur Verfügung. Im Internet wird Gymnastikmusik angeboten. Es eignen sich aber auch Volksweisen, Tanz- und Seniorentanzmusik mit klarem Aufbau und Takt.

Bei der Zusammenstellung eines Bewegungsspiels muss die Melodie genau untersucht werden auf

- Rhythmus,
- Aufbau hinsichtlich der Melodienabschnitte und
- Zahl der Takte eines Melodienabschnitts.

Übungsleiter, die in irgendeiner Form Musik ausüben, haben keine Schwierigkeiten, den Rhythmus und Aufbau einer Musik zu erkennen. Schwieriger ist es für Übungsleiter, die mit der Musik nicht so vertraut sind. Aber das ist Übungssache und nicht allzu schwer zu erlernen. Man beginnt zum Eingewöhnen mit einfachsten kurzen Volksweisen oder Seniorentanzmusik. Letztere hat in ihrem Aufbau keine Unregelmäßigkeiten und ist in dieser Beziehung problemlos für ein Bewegungsspiel zu übernehmen.

21.3 Einfache Hilfen zu Untersuchung einer Melodie

Rhythmus

Da in der Regel der erste Ton eines Takts betont wird, kann man beim Vorspielen der Musik schnell ausprobieren, ob mit einem Takt 3 Schritte gegangen werden können oder 4, d. h., ob es sich um einen Dreiviertel- oder Viervierteltakt handelt.

Aufbau hinsichtlich der Melodienabschnitte

Durch mehrmaliges Vorspielen wird man die unterschiedlichen Melodienabschnitte heraushören und bald feststellen, dass auch die einfachen Lieder unterschiedlich aufgebaut sind.

Melodien-abschnitte	**Einige Beispiele**
A	Es tönen die Lieder, der Frühling kehrt wieder.
B	Es flötet der Hirte auf seiner Schalmei.
C	Tra la la la la la la la la, tra la la la la la la la
A	Alle Vögel sind schon da, alle Vögel alle,
B	Amsel, Drossel, Fink und Star und die ganze Vogelschar
C	Frühling will nun einmarschieren, kommt mit Sang und Schalle
A	Lustig ist das Zigeunerleben, varia, varia o.
A	Braucht dem Kaiser kein Zins zu geben, varia, varia o
B	Lustig ist es im grünen Wald, wo des Zigeuners Aufenthalt,
C	Varia, varia, varia, varia, varia, varia o.

Zahl der Takte eines Melodienabschnitts

Sind die Melodienabschnitte erkannt, so interessiert für die Zusammenstellung eines Bewegungsspiels noch die Zahl der Takte, aus denen sich ein Abschnitt zusammensetzt. Durch Zählen der jeweils betonten ersten Töne der Takte ist die Taktzahl schnell ermittelt. Unabhängig davon, ob es sich bei der Melodie um einen Dreiviertel- oder Vierviertelaktakt handelt, wird sich bei den infrage kommenden einfachen Musikstücken ein Melodienabschnitt aus 4 oder 8 Takten zusammensetzen. Eine ganze Melodie der geeigneten Musik besteht gewöhnlich aus 8, 12, 16 oder 32 Takten.
Ein Beispiel:

A	**Takt 1**	**Takt 2**	**Takt 3**	**Takt 4**	**Takt 5**	**Takt 6**
	Fuchs, Du hast die	**Gans** gestohlen,	**gib** sie wieder	her,	**gib** sie wieder	her,

B	**Takt 1**	**Takt 2**	**Takt 3**	**Takt 4**
	sonst wird Dich der	**Jäger** holen	mit dem Schieß**ge**	wehr,

B	**Takt 1**	**Takt 2**	**Takt 3**	**Takt 4**
	sonst wird Dich der	**Jäger** holen	mit dem Schieß**ge**	wehr.

Das hier als Beispiel ausgewählte bekannte Kinderlied zeigt deutlich eine Unregelmäßigkeit durch den 5. und 6. Takt im Melodienabschnitt A.

Praktische Anwendung

Es empfiehlt sich, von jedem Musikstück, das für Bewegungsspiele geeignet ist, die ermittelten Angaben über Rhythmus, Aufbau und Taktzahl aufzuschreiben und aufzubewahren, um sie bei späterer Wiederverwendung der Musik sofort zur Verfügung zu haben.

Bei dem erwähnten Lied „Es tönen die Lieder …“ sähe das so aus: Dreivierteltakt und Melodienabschnitte A B C mit jeweils 4 Takten oder bei dem erwähnten Lied „Alle Vögel sind schon da …“ ein Vierviertelaktakt und Melodienabschnitte A B A mit jeweils 4 Takten.

Sind von einer Musik Rhythmus, Aufbau und Taktzahl bekannt, so kann die Übungsfolge überlegt werden.
Am einfachsten ist es bei dem Liedbeispiel **„Es tönen die Lieder“:**

- Beim Melodienabschnitt A wird die Übung A,
- beim Melodienabschnitt B wird die Übung B und
- beim Melodienabschnitt C wird die Übung C ausgeführt.

Besteht die Musik aus mehreren Strophen, so wird immer in gleichmäßiger Folge der Melodienabschnitte A B C geübt.

Anders ist es beim Lied **„Alle Vögel …“.** Wird es z. B. dreistrophig gespielt, so wäre die Reihenfolge der Melodienabschnitte A B A/A B A/A B A. Um nicht eine zu häufige Wiederholung von A-Übungen zu haben, bringt man die beiden A-Übungen abgewandelt. Das könnte so aussehen:

- A: Die Gruppe geht angefasst im großen Kreis (Gehen).
- B: irgendeine Klatschfolge von jedem Einzelnen ausgeführt (Klatschen)
- A: Die Teilnehmer gehen paarweise eingehakt auf der Kreislinie umeinander (Gehen).

Wichtig ist, dass Melodienabschnitt und Bewegungsabschnitt genau übereinstimmen, d. h., dass mit Beginn eines jeden Melodienabschnitts die dazugehörige Übung beginnt und beide gemeinsam enden.

Noch eine praktische Hilfe: Von der Art der Bewegung hängt es ab, wie viele Takte für sie gebraucht wird, z. B.

- Dreivierteltakt = 3 Schritte
- Viervierteltakt = 4 Schritte
- Für einen Rück-Vor-Schwung von Arm oder Bein werden zwei Dreivierteltakte, aber auch nur ein Viervierteltakt benötigt.

Anfangs benötigt der Übungsleiter für das Überlegen eines Bewegungsspiels noch viel Zeit. Daher sollte er mit einfachster Musik und einfachen Übungen beginnen. Auch die Gruppe darf nicht gleich vor zu schwierige Aufgaben gestellt werden. Mit der Zeit gelingt das Erfinden immer neuer abwechslungsreicher Bewegungsspiele ohne große Schwierigkeiten und macht jedes Mal von neuem Freude.

21.4 Beispiele von Bewegungsspielen ohne und mit Gerät

Bevor Bewegungsspiele mit der Gruppe nach Musik ausgeführt werden, werden die darin enthaltenen Übungen und Schritte ohne Musik geprobt. Die folgenden Beispiele von Bewegungsspielen können in vielen Formen abgewandelt werden und sollen nur eine erste Anregung sein.

Bewegungsspiel ohne Gerät im Sitzen

Rhythmus: Dreiviertel- oder Viervierteltakt, je nach der für die Gruppen gewünschten Geschwindigkeit. Mehrstrophige Melodie mit den Abschnitten A und B mit jeweils 16 Dreivierteltakten oder 8 Viervierteltakten. Aufstellung: beliebig.

Die den Abschnitten A und B zugeordneten Zahlen 1, 2, 3 und 4 geben die Zugehörigkeit zur 1., 2., 3. und 4. Strophe an.

A 1 4-mal abwechselnd den rechten und linken Fuß seitwärts außen auftippen und heran.

B 1 4-mal beschreibt die rechte Hand einen Kreis um den Kopf von vorn kommend nach hinten und tippt anschließend kurz an die rechte Seite des Sitzes, 4-mal die linke Hand das Gleiche.

A 2 4-mal abwechselnd den rechten und linken Fuß vorn auftippen und heran.

B 2 4-mal ein Kreisschwung des rechten Arms seitlich von unten über hinten nach oben und vorn und anschließend kurz mit der rechten Hand auf das rechte Knie tippen, 4-mal mit dem linken Arm das Gleiche.

Die Abschnitte A 1 und B 1 oder A 2 und B 2 können bei wenig geübten Gruppen allein schon ein Bewegungsspiel darstellen. Geübte Gruppen führen die Übungen der Strophen 1 und 2 nacheinander aus. Das Bewegungsspiel kann noch erweitert werden, wenn mit der 3. und 4. Strophe neue Übungen folgen.

A 3 8-mal beide Füße gleichzeitig entgegengesetzt seitwärts tippen und zusammen.

B 3 8-mal beide Hände gemeinsam die Bewegung von B 1 ausführen.

A 4 8-mal beide Füße gleichzeitig vorn tippen und zurück.

B 4 8-mal beide Arme gemeinsam den Schwung von B 2 ausführen.

Bewegungsspiel ohne Gerät im Gehen und Stehen

Rhythmus: Viervierteltakt. Mehrstrophige Melodie mit den Abschnitten A B C mit jeweils 4 Takten. Aufstellung: Stirnkreis, Abschnitt A und B Handfassung.

A 4 Nachstellschritte nach rechts,
4 Nachstellschritte nach links

B Das rechte Bein beschreibt einen Kreis rechts seitlich, wobei der Fuß auf der gedachten Kreislinie 8-mal auftippt, das gleiche mit dem linken Fuß.

C Beide Arme von der Seithalte zur Vorhalte führen, dabei die Arme im Schultergelenk 4-mal nach innen und außen drehen, das Gleiche zurück von der Vorhalte in die Seithalte.

Durch Abänderung von Abschnitt A kann dieses Bewegungsspiel auch im Sitzen ausgeführt werden.

Bewegungsspiel im Stehen am Stuhl

Rhythmus: Viervierteltakt. Mehrstrophige Melodie mit den Abschnitten A B C mit jeweils 4 Takten. Aufstellung: Stand hinter dem Stuhl im Kreis oder im Block.

A 4-mal Mit der rechten Hand auf die rechte Lehnenecke klopfen, in beide Hände klatschen,
mit der linken Hand auf die linke Lehnenecke klopfen, in beide Hände klatschen.

B 4-mal Beide Hände fassen die Lehne.
Mit dem rechten Knie an die rechte Lehnenseite tippen, Bein absetzen,
mit dem linken Knie an die linke Lehnenseite tippen, Bein absetzen.

C 2-mal Beide Hände fassen die Lehne.
Mit dem rechten Fuß neben dem rechten Stuhlbein tippen und zurück,
mit dem linken Fuß neben dem linken Stuhlbein tippen und zurück,
3-mal in die Hände klatschen, bei 4 = Pause.

Eine Abänderung des Bewegungsspiels:

A Wie A oben, aber über Kreuz mit den Händen klopfen.
B Wie B oben, aber über Kreuz mit dem Knie tippen.
C Wie oben.

Bewegungsspiel mit einem Wasserball oder Luftballon im Sitzen oder Stehen

Rhythmus: langsamer Dreivierteltakt (The poet and I, Frank Mills, Polydor). Mehrstrophige Melodie mit den Abschnitten A B C mit jeweils 16 Takten. Aufstellung: beliebig.

A 4-mal den Ball mit beiden Händen hochwerfen und fangen,
2-mal den Ball mit beiden Händen abwechselnd nach rechts und links hochwerfen und fangen.
B 4-mal den Ball auf die rechte Schulter, linke Schulter, rechte Hüfte und linke Hüfte tippen.
C 4-mal den Ball vor dem Körper vor- und heranschwingen,
2-mal den Ball abwechselnd nach rechts und links seitlich und heranschwingen.

Dieses Bewegungsspiel eignet sich für Gruppen mit behinderten Teilnehmern im Sitzen. Sollten einzelne Teilnehmer z. B. wegen einseitiger Lähmung den Ball nicht halten können, so üben sie das gleiche einseitig mit einem Säckchen.

Bewegungsspiel mit 2 Säckchen im Stehen und Gehen

Sambarhythmus (Samba-Mixer). Aufbau der Melodie mit den Abschnitten A B C mit jeweils 8 Takten. Aufstellung: Blockaufstellung.

A **2-mal** Die Arme in Seithalte, auf jeder Hand liegt ein Säckchen.
Die Arme in 4 Zeiten in die Vorhalte führen, dabei 4-mal die Säckchen kurz anwerfen. Ein Rück-Vor-Schwung seitlich beider Arme wieder zur Vorhalte.
Die Arme in 4 Zeiten von der Vorhalte wieder in die Seithalte führen, dabei 4-mal die Säckchen kurz anwerfen.
Ein Armschwung über Kreuz vor dem Körper wieder zur Seithalte.
B **4-mal** Mit angebeugten Armen die Säckchen festhalten, die Handrücken zeigen nach oben, leichte Grätschstellung. Das rechte Säckchen nach rechts außen werfen und mit Streckung des Körpers und rechten Arms zur Seite sofort wieder greifen, das Gleiche links.
B **4-mal** Genauso das Säckchen mit der rechten Hand weit nach vorn werfen, mit Streckung des Körpers und rechten Arms und sofort wieder greifen, das Gleiche links.

C 2-mal Die Arme in Vorhalte, die Säckchen liegen auf der Handfläche. 8 Schritte vorwärts gehen und mit jedem Schritt die Säckchen anwerfen. (Oder 4 verhaltene Schritte vorwärts gehen und die Säckchen nur 4-mal anwerfen). 8 Schritte rückwärts gehen, dabei die Arme aus der Vorhalte zur Seithalte führen und die Säckchen mit jedem Schritt anwerfen.

Bewegungsspiel mit einem Gymnastikball im Stehen ohne oder mit Schritten

Rhythmus: Viervierteltakt (ruhiges Tempo). Melodie z. B. mit den Abschnitten A A B B B A mit jeweils 8 Takten. Aufstellung: beliebig.

A 8-mal den Ball mit beiden Händen hochwerfen, fangen.

A 8-mal den Ball mit beiden Händen prellen, fangen.

B Grätschstellung. Der Ball liegt auf der rechten Hand, die Arme in Seithalte. Den Ball 4-mal von rechts nach links und zurück werfen. Gewicht entsprechend dem Flug des Balls verlagern.

B Grätschstellung. Den Ball 4-mal von rechts nach links und zurück über den Kopf in die andere Hand werfen (oder übergeben). Das Gewicht entsprechend verlagern.

B Grätschstellung. Den Ball 4-mal von rechts nach links und zurückprellen. Das Gewicht entsprechend verlagern.

A 4-mal den Ball abwechselnd hochwerfen, fangen, prellen, fangen.

Bewegliche und fortgeschrittene Gruppen können diese Übungen auch mit Schritten ausführen, z. B. mit Nachstell- oder Dreierschritt.

Bewegungsspiel mit einem Gymnastikseil (vierfach zusammengelegt) oder mit einem Tuch (der Länge nach zusammengerollt) im Stehen

Rhythmus: Dreivierteltakt. Vierstrophige Melodie mit den Abschnitten A und B mit jeweils 16 Takten. Aufstellung: Stirnkreis. Jeder Teilnehmer fasst das eigene Seil mit der rechten Hand und mit der linken Hand das Seil des linken Nachbarn.

Die in den Abschnitten A und B zugeordneten Zahlen 1, 2, 3 und 4 geben die Zugehörigkeit zur 1., 2., 3. und 4. Strophe an.

A 1 Grätschstellung, die Arme in Seithalte, die Seile sind gespannt. 8-mal wiegt der Körper nach rechts und links.

B 1 Grätschstellung. Das zusammengelegte eigene Seil an beiden Händen fassen und in waagerechter Haltung und gespannt 4-mal vor dem Körper große Kreise beschreiben und von unten nach rechts, das Gleiche 3-mal links herum. Statt des 4. Kreises zur Fassung im Stirnkreis kommen wie A 1.

A 2 Schrittstellung. 8-mal wiegt der ganze Kreis nach vorn und zurück, die Arme schwingen mit den Seilen vor und zurück.

B 2 Das eigene Seil an beiden Enden fassen, die Arme sind in Hochhalte, das Seil ist gespannt. Das Seil 4-mal bei aufrechter Haltung hinter dem Kopf in Schulterhöhe führen und wieder zurück in die Hochhalte.

A 3 Grätschstellung. 8-mal nach rechts und links wiegen, das eigene Seil ist an beiden Enden gefasst und die Arme schwingen mit nach rechts und links.

B 3 Das senkrecht gespannte eigene Seil mit gestreckten Armen in Vorhalte 4-mal hin- und herdrehen, sodass einmal die rechte Hand oben ist und die linke unten und umgekehrt.

A 4 Schrittstellung. 8-mal vor- und zurückwiegen mit Vor- und Rück-Schwung des eigenen gespannt gehaltenen Seils vor dem Körper.

B 4 Grätschstellung. Das gespannte eigene Seil 2-mal seitlich an die rechte Hüfte tippen, die Arme schwingen über den Kopf zur linken Hüfte, dort 2-mal tippen und zurück über den Kopf. Zu jeder Seite abwechselnd 4-mal drehen.

Bewegungsspiel mit zwei Rhythmushölzern im Stehen und Gehen – Partnerübung

Rhythmus: Viervierteltakt. Vierstrophige Melodie mit den Abschnitten A und B mit jeweils 16 Takten. Aufstellung: Paarweise gegenüber mit ca. 4 m Abstand, sodass die Paare eine Gasse bilden mit den beiden sich gegenüber liegenden Linien X und Y.

Die den Abschnitten A und B zugeordneten Zahlen 1, 2, 3 und 4 geben die Zugehörigkeit zur 1., 2., 3. und 4. Strophe an.

A 1 **X**	**4-mal**	Die Hölzer 3-mal zusammenschlagen, statt des 4. Schlags Pause (Schlag Schlag Schlag und). Das Schlagen erfolgt vor dem Körper unten – Mitte – oben – Pause. Während der Pause werden die Arme wieder nach unten geführt.
Y	**4-mal**	Das Gleiche, jetzt pausiert X.
X und Y	**8-mal**	Das Gleiche.
B 1 **X** **und** **Y**	**2-mal**	Beide Linien gehen 8 Schritte aufeinander zu, mit oder ohne Zusammenschlagen der Hölzer, die Partner schlagen 2-mal abwechselnd ihre rechten und linken Hölzer zusammen (Schlag und Schlag und Schlag und Schlag und), beide Linien gehen wieder 8 Schritte rückwärts auseinander, 4-mal die Hölzer zusammenschlagen (Schlag und Schlag und Schlag und Schlag und).
A 2 **X**	**2-mal**	Beide Arme in Vorhalte, rechter Arm führt einen Kreisschwung seitlich über unten, hinten oben aus und schlägt auf das linke vorgehaltene Holz, dann das Gleiche mit dem linken Arm.
Y	**2-mal**	Das Gleiche, jetzt pausiert X.
X und Y	**4-mal**	Das Gleiche.
B 2		Wie B 1.
A 3 **X**	**1-mal**	Beide Arme in Seithalte rechts. Mit beiden gestreckten Armen einen großen Kreis vor dem Körper beschreiben und dabei die Hölzer 8-mal zusammenschlagen, anschließend einen Kreis zurückführen mit 8-maligem Schlagen.

Y **1-mal** Beide Arme in Seithalte links, das Gleiche, jetzt pausiert X.

Y und Y **2-mal** Linie X hat beide Arme in Seithalte rechts, Linie Y in Seithalte links, das Gleiche.

B 3 Wie B 1.

A4 X **2-mal** Die Hölzer abwechselnd vor und hinter dem Körper zusammenschlagen (Schlag und Schlag und …),

Y **2-mal** Das Gleiche, jetzt pausiert X.

X und Y **4-mal** Das Gleiche.

B 4 Wie B 1.

Bewegungsspiel mit einem Doppelklöppel im Stehen

Rhythmus: Viervierteltakt. Melodie mit den Abschnitten A B A C A D E A mit jeweils 8 Takten. Musik: Hinrich Medau, Bewegungsmusik für moderne Gymnastik, „Hüpfen", Kögler Verlag EP 60 131. Aufstellung: beliebig.

A Den Doppelklöppel mit der rechten Hand an einem Ball fassen.
4-mal seitlich einen Rück-Vor-Schwung ausführen, den Doppelklöppel in die linke Hand geben und 4-mal den gleichen Schwung links.

B Den Doppelklöppel an beiden Bällen fassen und 8-mal vor dem Körper hochwerfen, fangen.

A Wie A oben.

C Den Doppelklöppel an beiden Bällen fassen und 8-mal prellen, fangen.

A Wie A oben.

D Den Doppelklöppel an beiden Bällen fassen, die Arme in Hochhalte.
4-mal abwechselnd nach rechts und links führen mit Beugen der Wirbelsäule seitlich.

E Den Doppelklöppel an beiden Bällen fassen, Stoßhalte.
8-mal einen großen Kreis vor dem Körper nach vorn ausführen in der Stoßhalte.

A Wie A oben.

Für gut geschulte Teilnehmer können die Armschwünge der vorstehenden vier Melodienabschnitte A auf folgende Weise abgewandelt und in der Schwierigkeit gesteigert werden:

Erstes A Wie oben.

Zweites A 4-mal abwechselnd rechts und links seitlich rück-vorschwingen mit Klöppelübergabe vorn.

Drittes A 2-mal abwechselnd rechts und links einen Rück-Vor-Schwung seitlich, anschließend 2-mal vorn auf den Boden schlagen und den Klöppel in die andere Hand wechseln.

Viertes A 2-mal abwechselnd rechts und links einen Kreisschwung seitlich ausführen von unten über hinten, oben vorn, auf den Boden schlagen und den Klöppel in die andere Hand wechseln.

Bewegungsspiel mit zwei Doppelklöppeln im Gehen und Stehen

Rhythmus: Viervierteltakt. Melodie mit den Abschnitten A B C mit jeweils 8 Takten. Aufstellung: im Flankenkreis.

A Die Teilnehmer fassen mit jeder Hand einen Doppelklöppel an einem Ball.
8 Schritte gegen den Uhrzeigersinn gehen und dabei die Klöppel mit den Hölzern 8-mal zusammenschlagen.
8 Schritte auf der Stelle in die Gegenrichtung drehen und die Bälle 8-mal zusammenschlagen.
8 Schritte im Uhrzeigersinn gehen und dabei die Klöppel mit den Hölzern 8-mal zusammenschlagen.
8-mal Schritte auf der Stelle zur Mitte drehen und die Bälle 8-mal zusammenschlagen.

B 2-mal 4 Nachstellschritte in den Kreis gehen, dabei in Hochhalte die Bälle zusammenschlagen, jeweils beim Nachstellen des 2. Fußes.
8 Schritte rückwärts hinausgehen, ohne oder mit Zusammenschlagen der Hölzer vor dem Körper.

C 4-mal Rück-Vor-Schwung beider Arme seitlich (1 Takt) mit anschließendem Schlagen vorn auf den Boden erst rechts dann links (1 Takt).

Bewegungsspiel mit zwei Luftballons im Stehen oder Sitzen

Rhythmus: Dreivierteltakt. Melodie mit den Abschnitten A B C D oder A B A B mit jeweils 16 Takten. Aufstellung: beliebig.

A Jede Hand hält einen Luftballon an seinem Verschluss. Arme in Hochhalte. 8- oder, auch doppelt so schnell, 16-mal beide Luftballons gegeneinander kreisen.

B 4-mal Rück-Vor-Schwung der Arme seitlich und nach jedem Schwung die Luftballons 2-mal auf die Knie tippen, dabei leichtes Kniefedern ausführen (rück – vor – tipp – tipp).

C 2-mal abwechselnd den Oberkörper nach rechts und links drehen und an jeder Seite (also rechts, links, rechts, links) beide Luftballons in Brusthöhe 4-mal umeinanderdrehen.

D Den Oberkörper wieder nach vorn halten, Arme in Hochhalte. 4-mal die Arme vor dem Körper über Kreuz schwingen und zurück zur Hochhalte und dort die Luftballons 2-mal zusammentippen (Schwung – Schwung – tipp – tipp).

KAPITEL 22 Kleine Spiele

Die Freude am Spielen geht dem Menschen bis ins hohe Alter nicht verloren. Das Durchführen gemeinsamer Spiele eignet sich besonders als positiver Abschluss einer Gymnastikeinheit.

Was wird außerdem „spielend" erreicht?

- Spielen lockert auf, fördert spontane Bewegungen, die Gemeinschaft. Darüberhinaus macht es aufgeschlossen, weil es die Zuwendung zur Gruppe erleichtert und die Kommunikationsfähigkeit stärkt.
- Beim Spiel wechseln die Situationen und damit die Anforderungen an die Teilnehmer ständig, sodass koordinativen Fähigkeiten in besonderem Maße geschult werden.

22.1 Allgemeine Hinweise für die Auswahl von Spielen

- Die Spiele sollen, auch wenn es nicht um die Wette geht, attraktiv und spannend sein und zur Teilnahme begeistern.
- Die Unfall- und Verletzungsgefahr müssen beim Spielen, soweit vorauszusehen, minimiert werden.
- Die Spielregeln sollen einfach und leicht erlernbar sein. Sie können den körperlichen und geistigen Fähigkeiten der Gruppenteilnehmer angepasst werden.
- Die Auswahl der Spiele trifft der Übungsleiter entsprechend den körperlichen und geistigen Fähigkeiten der Teilnehmer.
- Um alle Teilnehmer am Spiel zu beteiligen, richtet sich der Übungsleiter bei der Spielauswahl nach den Schwächsten in der Gruppe.

Methodische Hinweise für Spiele

- Auf jedes Spiel werden die Teilnehmer hinsichtlich der verlangten Fertigkeiten und vorgeschriebenen Regeln sorgfältig vorbereitet.
- Vor Spielbeginn werden die Spielregeln deutlich erklärt, bis sie allen Teilnehmern verständlich sind.
- Soweit es sich nicht um Parteispiele handelt oder eine besondere Aufsicht nötig ist, beteiligt sich der Übungsleiter am Spiel. Das macht allen mehr Spaß, außerdem kann der Übungsleiter, wenn nötig, den Spielverlauf beeinflussen (z. B. dass jeder Teilnehmer beim Zuspiel berücksichtigt wird).

- Bei **Geschicklichkeitsspielen** gibt der Übungsleiter genügend Zeit, um durch mehrmalige Wiederholungen Gelegenheit zur Leistungsverbesserung zu geben.
- Die Spiele, deren Regeln das Ausscheiden von Teilnehmern als „Bestrafung" für nicht erbrachte Leistung vorschreiben, sind für Ältere ungeeignet.
- Lieblingsgerät beim Spielen ist der Ball, der mit Rücksicht auf Sehbehinderte möglichst bunt sein sollte.
- Bei Gruppen mit körperlichen oder geistigen Einschränkungen sind beim Greifen und Fassen Säckchen oder geknotete Handtücher vorteilhafter als ein Ball.
- Die Ausdauer und Freude am Spiel sind in den einzelnen Gruppen unterschiedlich. Daher sollte das Spiel beendet werden, wenn die Stimmung und die Konzentration allmählich nachlassen.
- Bei **Wettspielen** (außer bei Staffeln im Kreis) spielt der Übungsleiter möglichst nicht mit, um das Spiel besser beobachten zu können. Sollte aber bei zwei Parteien, z. B. wegen ungerader Teilnehmerzahl, eine Partei einen Spieler weniger haben, springt der Übungsleiter ein oder ein anderes Spiel wird gewählt.
- Bei Wettspielen müssen alle Parteien unter gleichen Bedingungen spielen. Vor- oder Nachteile für eine Partei werden nicht akzeptiert.
- Es ist notwendig, dass der Ablauf der Wettspiele zunächst in Ruhe ausprobiert und dabei geprüft wird, ob alle Teilnehmer den Spielverlauf richtig verstanden haben und die erforderlichen Fertigkeiten beherrschen.
- Der Wortlaut des Startkommandos wird, bevor es losgeht, deutlich angesagt.
- Auch kleine Wettspiele müssen vom Übungsleiter ernst genommen werden. Sein Auftreten als Schiedsrichter ist bestimmt und korrekt.
- Einige Spieler nehmen Erfolg oder Misserfolg oft zu ernst. Deshalb muss immer wieder auf den Spaß des Spiels hingewiesen werden.

Hinweise zur Vorsicht beim Spielen

Damit das Spiel gelingt, wird vermieden:
- Körperliche und geistige Überforderung
- Einzelsieger und Einzelverlierer wegen Aufkommen von Ehrgeiz und bitterer Enttäuschung
- Hektik, Gedränge, Schieben, Stoßen, Zusammenstöße, Stolpern, Fallen
- Gehen oder Laufen um die Wette
- Platzwechsel, bei dem es auf Schnelligkeit ankommt

Beim Zuspielen fester Bälle ist das Zuprellen ungefährlicher als das Zuwerfen. Da einige Teilnehmer einen scharfen Wurf haben, sind in diesen Fällen Kopf, Finger, Brillen und Hörgeräte gefährdet.

22.2 Spielvorschläge

Spielen zum gegenseitigen Kennenlernen ohne Gerät

Kennzeichenspiel

Die Teilnehmer gehen nach Musik im Raum durcheinander. Auf Zuruf des Übungsleiters finden sich alle Teilnehmer in Gruppen zusammen, z. B. alle

- mit gleicher Augenfarbe
- oder mit gleicher Haarfarbe
- oder Teilnehmer mit oder ohne Brille
- oder mit gleicher Schuhgröße.

Diese Gruppen fassen sich zum Kreis und gehen eine Weile gemeinsam im Kreis herum, bis der Übungsleiter wieder zum Durcheinandergehen aufruft.

Schattenspiel

Die Teilnehmer gruppieren sich zu zweit. Partner 1 geht unberechenbar mit unterschiedlichen Bewegungen durch den Raum, Partner 2 folgt als „Schatten", jede Bewegung nachmachend.

Spiegelspiel

Die Teilnehmer gruppieren sich zu zweit und stellen sich paarweise gegenüber auf. Der Partner 1 führt ohne oder mit Musik alle möglichen Übungen aus, die der Partner 2 als Spiegelbild gleichzeitig nachmacht.

Übungsvorschläge der Teilnehmer

Die Gruppe verteilt sich im Raum. Nach einer rhythmischen Musik zeigt ein Teilnehmer eine Übung vor, die alle mitmachen. Dann gibt der erste Teilnehmer das Kommando an einen Teilnehmer weiter, der eine neue Übung vorzeigt, die alle mitmachen. Nun wird das Kommando wieder weitergegeben, bis alle Teilnehmer eine Übung vorgezeigt haben.

Es geht nicht um die Wette

Gerätewandern

Teilnehmerzahl: Beliebig

Aufstellung: Sitzen oder stehen im Stirnkreis

Gerät: Unterschiedliche Geräte

Regel: Ein oder mehrere Geräte werden im Kreis herumgegeben, auf Zuruf wird die Richtung gewechselt oder auf andere Weise, z. B. hinter dem Rücken, weitergegeben.
Der Übungsleiter spielt mit.

Zurufspiel

Teilnehmerzahl: Beliebig
Aufstellung: Sitzen oder stehen im Stirnkreis
Gerät: Ball, Säckchen oder geknotetes Handtuch
Regel: Das Gerät im Kreis herumgeben oder in unterschiedlicher Reihenfolge zuspielen (Bälle ggf. zuprellen). Bei der Abgabe des Geräts sagen die Teilnehmer

- den eigenen Namen
- oder den Namen des Fängers
- oder nach Verabredung einen Tier-, Pflanzen- oder Städtenamen,
- irgendein Wort, zu dem der Fänger mit einem Wort antwortet, das dazu in Beziehung steht, z. B. Haus – Dach oder Farbe – rot
- oder einen guten Wunsch für den Fänger, z. B. zum Jahreswechsel.

Der Übungsleiter spielt mit.

Zweibälle Prellen

Teilnehmerzahl: Mindestens 8
Aufstellung: Sitzen oder stehen im Stirnkreis
Gerät: Zwei Plastikhohlbälle in Fußballgröße
Regel: Die Teilnehmer prellen sich die Bälle gleichzeitig durcheinander zu. Bei jedem Zuspiel werden die Bälle gefangen.
Der Übungsleiter spielt mit.

Ballprellen

Teilnehmerzahl: Mindestens 8
Aufstellung: Stehen im Stirnkreis
Gerät: Ein Plastikhohlball in Fußballgröße
Regel: Die Teilnehmer prellen sich mit der Faust oder flachen Hand den Ball zu. Der Ball darf nicht gefangen werden, sondern wird gleich weitergeprellt. Wie oft gelingt das Prellen, ohne den Ball zu verlieren?
Der Übungsleiter spielt mit.

Sechs-Fänge-Spiel

Teilnehmerzahl: Beliebig
Aufstellung: Sitzen oder stehen im Stirnkreis
Gerät: Ball, Säckchen oder geknotetes Handtuch
Regel: Das Gerät wird kreuz und quer zugespielt. Jeder zählt seine eigenen Fänge. Wer 6 Fänge erzielt hat, scheidet aus, sichtbar dadurch, dass er seine Arme verschränkt. In diesem Spiel soll das Ausscheiden dazu führen, dass alle Teilnehmer gleichmäßig angespielt werden.
Der Übungsleiter spielt mit.

Rückspiel nach Abgabe zum Nachbar

Teilnehmerzahl: Mindestens 8
Aufstellung: Sitzen oder stehen im Stirnkreis.
Gerät: Ball, Säckchen oder geknotetes Handtuch
Regel: Die Teilnehmer spielen sich kreuz und quer das Gerät zu. Der Fänger übergibt das Gerät verabredungsgemäß dem rechten (oder linken) Nachbarn, der dann das Gerät weiterspielt.
Der Übungsleiter spielt mit.

Nummernspiel mit Platzwechsel

Teilnehmerzahl: Höchstens 10
Aufstellung: Sitzen oder stehen im Stirnkreis
Gerät: Ball, Säckchen oder geknotetes Handtuch
Regel: Jeder Teilnehmer bekommt eine Nummer (fortlaufend), 1, 2, 3 etc. Die Teilnehmer spielen sich kreuz und quer das Gerät zu und nennen den Fänger nicht mit dem Namen, sondern mit seiner Nummer. Die Gruppe spielt sich das Gerät so lange zu, bis angenommen werden kann, dass jeder die Nummern der anderen Teilnehmer kennt. Nun werden die Plätze getauscht, die Nummern aber beibehalten.
Der Übungsleiter spielt mit.

Hindernisprellen

Teilnehmerzahl: Beliebig
Aufstellung: Sitzen oder stehen im Stirnkreis
Gerät: In der Mitte des Kreises ist ein leicht umfallendes Hindernis aufgebaut oder es wird ein Feld markiert, z. B. ein Kreis von 50 cm Durchmesser oder ein Quadrat aus 4 Doppelklöppeln, 1–2 Bälle.
Regel: Die Teilnehmer prellen oder rollen sich ein oder zwei Bälle zu, die aber das Hindernis bzw. die Markierung nicht berühren dürfen. Bei jedem Zuspiel werden die Bälle gefangen oder aufgenommen. Wer beim Zuspiel das Hindernis berührt, pausiert (gekennzeichnet durch Verschränken der Arme), bis der nächste Fehler passiert.
Der Übungsleiter spielt mit.

Flugball

Teilnehmerzahl: Mindestens 6, im Sitzen höchstens 10, da sonst der Kreis zu groß wird
Aufstellung: Sitzen oder stehen im Stirnkreis
Gerät: Luftballon, Wasserball oder leichter Schaumgummiball

Regel: Das Gerät wird mit der flachen Hand, Faust oder dem Handrücken hochgespielt und darf nicht gefangen werden oder auf den Boden fallen. Es wird gezählt, wie oft hintereinander das Gerät hochgespielt wird, ehe es auf den Boden fällt (➤ Abb. 22.1).
Lässt die Häufigkeit des Tippens auffallend nach, so sollte das Spiel wegen Ermüdungserscheinungen beendet werden. Vorsicht, wenn das Gerät im hohen Bogen aus dem Kreis fliegt. Um das Gerät doch noch zu erreichen, lehnen sich sitzende Teilnehmer zu weit zurück und können mit dem Stuhl umkippen.

Abwandlung zum Wettspiel: Dieses Spiel eignet sich auch als Wettspiel zwischen zwei oder mehreren kleinen Parteien. Jede Partei darf das Gerät dreimal fallen lassen, bis dahin werden ihre Schläge zusammengezählt. Welche Partei erzielt die höchste Schlagzahl?
Der Übungsleiter spielt nicht mit. Erzählt die Schläge und hilft, das verlorene Gerät holen.

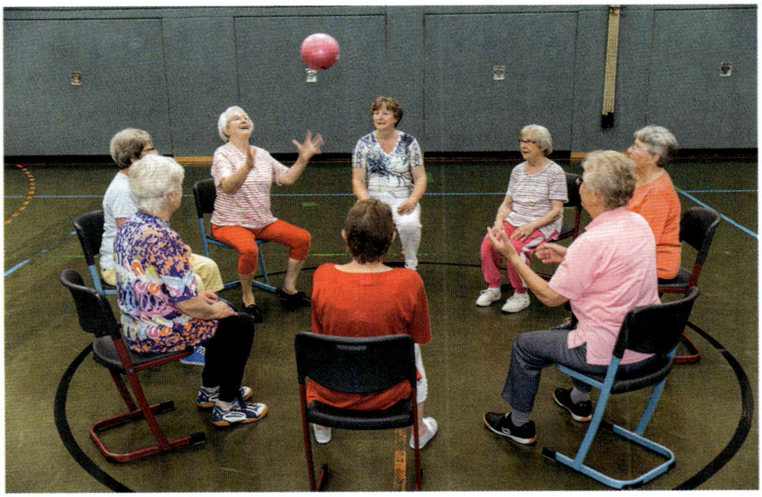

Abb. 22.1 Flugball mit einem Schaumstoffball

Fliegende Ballons

Teilnehmerzahl: 6–10

Aufstellung: Sitzen im Stirnkreis

Gerät: Für jeden Teilnehmer ein Luftballon

Regel: Alle Luftballons gleichzeitig hochspielen mit Händen, Ellenbogen, Schultern oder wie es gerade günstig ist. Die Ballons dürfen nicht gefangen werden. Fällt ein Ballon auf den Boden, bleibt er dort liegen. Jeder tippt den Ballon hoch, der in seine Nähe kommt. Es wird gespielt, bis nur noch wenige oder kein Ballon in der Luft ist. Bei guten Spielern muss das Spiel meist abgebrochen werden, wenn noch zwei Ballons in der Luft sind.
Der Übungsleiter kann mitspielen.

Sitzfußball

Teilnehmerzahl: 7–12

Aufstellung: Sitzen im Stirnkreis mit ca. 50 cm Zwischenraum

Gerät: Ein größerer leichter Ball

Regel: Die Teilnehmer spielen sich den Ball gegenseitig nur mit den Füßen zu. Der Ball soll möglichst rollen, höchstens bis Kniehöhe durch die Luft fliegen. Der Ball darf nicht aus dem Kreis herausrollen oder -fliegen.

Abwandlung zum Wettspiel: Dieses Spiel eignet sich auch als Wettspiel. Je eine Kreishälfte ist eine Partei. Jede Partei versucht, den Ball auf der Gegenseite aus dem Kreis zu spielen. Wird der Ball nicht gehalten und rollt hinaus, so zählt das als ein Tor.
Bei diesem Spiel müssen die Teilnehmer so weit auseinander sitzen, dass sie sich nicht gegenseitig treten können (Gefahr für Krampfadern).
Der Übungsleiter kann mitspielen.

Neckball

Teilnehmerzahl: Beliebig

Aufstellung: Sitzen im Stirnkreis, ein Teilnehmer steht in der Mitte des Kreises

Gerät: Ein größerer leichter Ball

Regel: Die Teilnehmer halten ihre Arme vor dem Körper verschränkt. Ein Spieler wirft aus der Mitte des Kreises den Teilnehmern den Ball in beliebiger Reihenfolge zu oder tut so, als würfe er. Die verschränkten Arme dürfen nur zum Fangen des Balles geöffnet werden. Öffnet der Spieler die Arme zum Fang oder zuckt auch nur, wenn der Mittelspieler nur täuscht, löst er den in der Mitte stehenden Spieler ab und neckt nun seinerseits die Mitspieler im Kreis.
Der Übungsleiter spielt mit.

Zweifarbenspiel

Teilnehmerzahl: Beliebig

Aufstellung: Sitzen oder stehen im Stirnkreis

Gerät: Eine Pappscheibe mit zwei verschieden farbigen Seiten

Regel: Ein Spieler wirft die Scheibe in die Kreismitte. Nach Verabredung muss bei der nach oben zeigenden Farbe eine bestimmte Bewegung ausgeführt werden, z. B. bei Blau klatschen alle in die Hände, bei Rot treten sie mit den Füßen. Das Gleiche kann mit einem großen Schaumgummiwürfel gespielt werden. Die Bewegungen unterscheiden sich dann bei geraden und ungeraden Zahlen.
Der Übungsleiter spielt mit.

Verkehrsampelspiel

Teilnehmerzahl: Beliebig

Aufstellung: Die Teilnehmer stehen verteilt im Raum oder sitzen im Kreis. Der Übungsleiter steht in der Mitte des Raums bzw. des Kreises.

Gerät: Eine grüne Papierserviette, eine gelbe und eine rote

Regel: Der Übungsleiter zeigt in unterschiedlicher Reihenfolge eine Serviette hoch. Die Farben bedeuten:

- Grün: gehen durcheinander im Raum bzw. im Sitzen auf dem Stuhl
- Gelb: gehen auf der Stelle bzw. klatschen in die Hände
- Rot: stehen bzw. nicht bewegen

Dieses Spiel kann von einer Gehmusik begleitet werden.

Funken

Teilnehmerzahl: Beliebig

Aufstellung: Sitzen im Stirnkreis

Gerät: Keines

Regel: Ein Teilnehmer beginnt zu funken, indem er beide Daumen mit der Spitze gegen die gleichseitigen Schläfen drückt und mit den übrigen Fingern winkt. Gleichzeitig helfen die beiden Nachbarn beim Funken, indem der rechte Nachbar mit der linken Hand und der linke Nachbar mit der rechten Hand funkt. Der Funker blickt nun ganz scharf einen Mitspieler an, der nun mithilfe seiner Nachbarn weiterfunken muss.

Abwandlung: Jeder Spieler bekommt eine Nummer und der Funker ruft z. B. „1 ruft 5“. Die genannte 5 muss sofort reagieren, ebenso wie seine Nachbarn 4 und 6. Dies Spiel verlangt eine gute Konzentration.

Boccia

Teilnehmerzahl: Beliebig

Aufstellung: Sitzen im Stirnkreis

Gerät: Für jeden Teilnehmer ein kleiner Ball, die Kreismitte markieren mit einem Gegenstand, z. B. Tennisring.

Regel: Die Teilnehmer versuchen, ihren Ball so zu rollen, dass er möglichst nah am Mittelpunkt des Kreises liegen bleibt.
Welcher Ball erreicht die Mitte?

Reifenzielwurf

Teilnehmerzahl: Beliebig

Aufstellung: Die Teilnehmer befinden sich hinter einer Linie in beliebiger Aufstellung, der Übungsleiter steht einige Meter entfernt vor der Linie mit einem Gymnastikreifen in der Hand.

Gerät: Für jeden Teilnehmer 1–2 Säckchen, 1 Gymnastikreifen

Regel: Die Teilnehmer werfen in beliebiger Reihenfolge nacheinander ein Säckchen durch den Reifen. Der Übungsleiter hält den Reifen in Schulterhöhe oder führt ihn langsam von unten nach oben und zurück oder dreht ihn langsam hin und zurück. Die Entfernung des Übungsleiters von der Wurflinie sollte so weit sein, dass das Zielen nicht gar zu leicht fällt und auch schon mal ein Wurf daneben geht.
Der Übungsleiter spielt mit.

„Spießrutenlauf"

Teilnehmerzahl: Beliebig

Aufstellung: Die Teilnehmer sitzen in einer Gasse ca. 5 m voneinander gegenüber.

Gerät: Für jeden Teilnehmer ein geknotetes Handtuch

Regel: Der Übungsleiter durchläuft die Gasse in unregelmäßigem Lauf, langsam, schnell, gebückt, hoch springend, und die Teilnehmer versuchen, ihn mit dem Handtuch abzuwerfen. Ein Spaß besonders auch für Gruppen mit behinderten Teilnehmern.

Es geht um die Wette

Wettwanderball

Teilnehmerzahl: Eine gerade Zahl von mindestens 10

Aufstellung: Die Teilnehmer sitzen im Stirnkreis, abwechselnd ein Spieler der Partei 1 neben einem Spieler der Partei 2, d. h. zu zweit abzählen.

Gerät: Zwei gleich große, aber farblich verschiedene Bälle oder zwei farblich verschiedene Säckchen

Regel: Ein Spieler der Partei 1 bekommt ein Gerät und ein gegenüber sitzender Spieler der Partei 2 ebenfalls. Auf Kommando werden die Geräte in dieselbe Richtung (also beide nach rechts oder beide nach links) innerhalb jeder Partei weitergegeben. Bei der Weitergabe wird also jedes Mal ein Spieler übersprungen. Die Geräte sollen so schnell wie möglich umlaufen. Die Partei, der es gelingt, mit ihrem Gerät das der anderen Partei zu überholen, hat gewonnen. Säckchen sind für dieses Spiel besonders geeignet, da sie griffiger sind und beim Hinunterfallen nicht fortrollen.
Der Übungsleiter kann mitspielen.

Zielwerfen

Teilnehmerzahl: Mindestens 6

Aufstellung: Sitzen oder stehen im Stirnkreis, je eine Kreishälfte ist eine Partei

Gerät: Für jeden Teilnehmer ein Säckchen oder Ball. In der Mitte des Kreises befindet sich ein stabiler Behälter, der nicht leicht umfällt oder verrutscht und hoch genug ist, damit hineingeworfenes Gerät nicht wieder hinausspringt (➢ Abb. 22.2).

Regel: Die Partei A bekommt die Aufforderung, das Säckchen oder den Ball in das Ziel zu werfen, wobei sich jeder zum Zielen genug Zeit nehmen darf. Bei dieser gemeinsamen Ausführung fallen diejenigen nicht so auf, die immer daneben treffen. Es werden die Treffer der Partei gezählt, dann ist Partei B an der Reihe. Die Aufgabenstellung unterscheidet sich durch Werfen mit der rechten oder linken Hand, mit beiden Händen aus der Hochhalte, beim Säckchen auch mit einem Fuß oder mit geschlossenen Augen.
Der Übungsleiter spielt möglichst nicht mit, verteilt das Gerät wieder an die Teilnehmer.

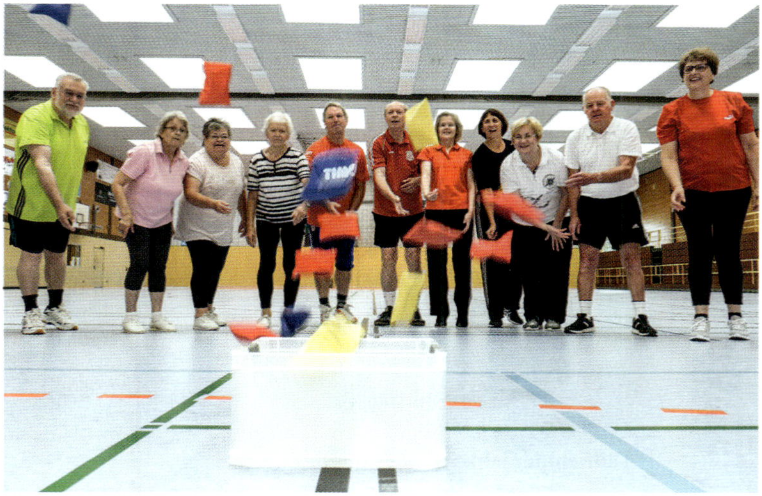

Abb. 22.2 Zielwerfen eines Säckchens

Zielrollen

Teilnehmerzahl: Beliebig

Aufstellung: Die Parteien A und B stehen sich beliebig verteilt ca. 6 m gegenüber, jede hinter einer Linie.

Gerät: Ein Stuhl, der in der Mitte zwischen den Linien steht, ein Tennisball

Regel: Der erste Spieler von Partei A versucht, den Ball durch die Stuhlbeine zur Partei B zu rollen. Der erste Spieler von Partei B rollt zurück. Dann folgen die zweiten Spieler etc., bis alle Spieler einmal dran waren. Gewonnen hat die Partei, von denen die meisten Bälle durchgerollt sind.

Abwandlung: Mit Schwebebank und einem Gymnastikball.
Die Parteien A und B nehmen jede an der Längsseite der Schwebebank Aufstellung und rollen sich nacheinander den Gymnastikball über die Bank zu (➤ Abb. 22.3). Gezählt werden nur die Bälle, die über die gesamte Bank gerollt sind.
Der Übungsleiter kann mitspielen.

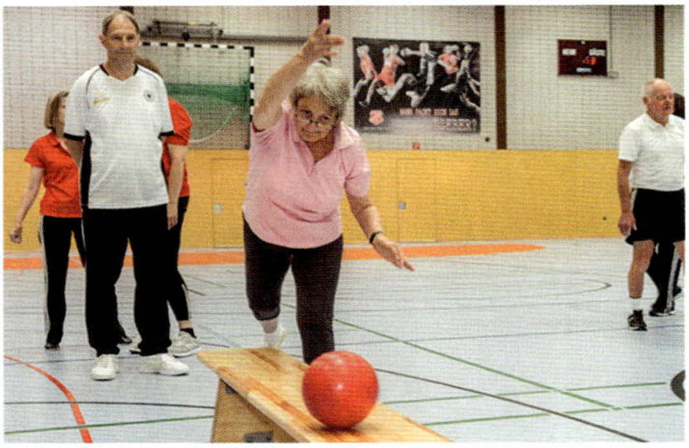

Abb. 22.3 Zielrollen auf der Bank, auch als Wettspiel

Balltreffen

Teilnehmerzahl: Mindestens 8

Aufstellung: Die Teilnehmer der Parteien A und B stehen jeweils hinter einer Linie, beliebig verteilt, ca. 8 m gegenüber.

Gerät: Auf einer markierten Linie in der Mitte zwischen den Parteien liegen mindestens 8 Gymnastikbälle etwa 20–30 cm voneinander entfernt. Jeder Teilnehmer hat 1–2 Säckchen (Tennisbälle).

Regel: Auf Kommando versuchen alle Teilnehmer gemeinsam, mit einem Säckchen einen Ball so zu treffen, dass dieser auf die Gegenseite rollt. Die Partei, die die wenigsten Bälle auf ihrer Seite hat, hat gewonnen.

Abwandlung: In der Mitte zwischen den Parteien liegt ein größerer Ball. Durch Abtreffen – hierbei nicht gemeinsam, sondern einzeln, wie es die Situation ergibt, versuchen die Parteien, den Ball über die Linie der Gegenpartei zu rollen (➤ Abb. 22.4).
Der Übungsleiter spielt nicht mit.

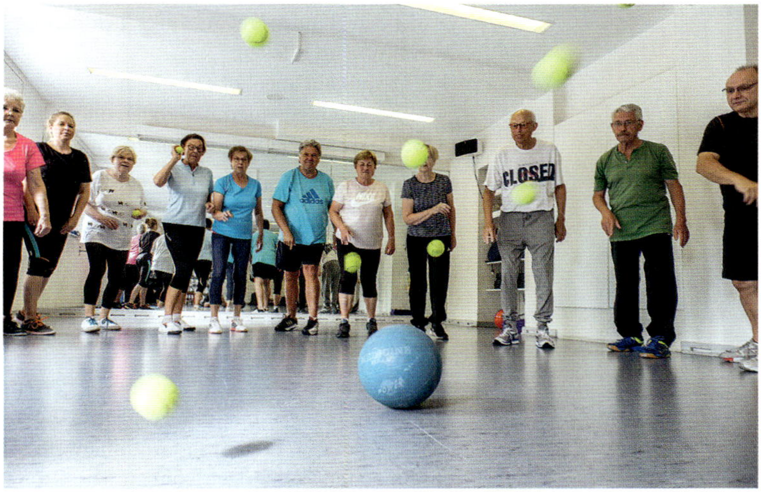

Abb. 22.4 Balltreffen

Staffeln in Reihe

Teilnehmerzahl: Eine gerade Zahl von mindestens 10

Aufstellung: Zwei oder mehr Parteien sitzen in Reihen, die sich nebeneinander befinden.

Gerät: Beliebig

Regel: Jede Reihe erhält das gleiche Gerät, das nach erfolgtem Kommando so schnell wie möglich von einem Spieler zum anderen nach hinten gegeben wird und vom letzten Spieler wieder zurück nach vorn. Gewonnen hat die schnellste Partei. Die Weitergabe des Geräts kann auf unterschiedlichste Weise erfolgen, z. B. mit einer Hand, mit beiden Händen, über dem Kopf, im Slalom oder vor jeder Weitergabe muss das Gerät in die Höhe geworfen und dabei in die Hände geklatscht werden. Die Weitergabe unter den Stuhlbeinen ist nicht zu empfehlen. Es besteht Schwindelgefahr durch das schnelle Bücken, außerdem kann man sich den Kopf am vorderen Stuhl stoßen.
Der Übungsleiter spielt nicht mit.

Staffeln im Kreis

Teilnehmerzahl: Eine gerade Zahl von mindestens 10

Aufstellung: Sitzen im Stirnkreis, je eine Kreishälfte ist eine Partei

Gerät: Beliebig

Regel: Jede Partei bekommt das gleiche Gerät. Die Weitergabe erfolgt möglichst schnell vom ersten Spieler jeder Partei bis zum letzten und zurück. Vor der Rückgabe sollte der letzte Spieler eine Zwischenbewegung ausführen, z. B. in die Hände klatschen. Gewonnen hat die schnellste Partei. Die Möglichkeiten der Weitergabe sind bei Staffeln in Kreisform besonders vielseitig, z. B.:

- Mit den Händen, rechts, links, beidhändig
- Hinter dem Rücken
- Unter einem angehobenen Bein
- Mit den Füßen einen Ball rollen oder das Säckchen schieben oder anheben.
- Der erste Spieler schlingt einen Knoten in ein Seil, der zweite öffnet ihn wieder.

Der Übungsleiter kann mitspielen.

Ball über die Schnur

Teilnehmerzahl: Am günstigsten 10 oder 12

Aufstellung: Zwei Parteien sitzen sich gegenüber, getrennt durch eine möglichst farbige Schnur in ca. 1,50 m Höhe gespannt. Die Teilnehmer sitzen so im Spielfeld verteilt, dass sie fest sitzend mithilfe weiten Vor- oder Seitgreifens jeden ankommenden Ball fangen können. Die Größe des Spielfelds richtet sich nach der Zahl der Spieler und deren Aktionsradius.

Gerät: Großer Schaumgummi- oder Wasserball

Regel: Die Spieler beider Parteien werfen den Ball über die Schnur hinüber und herüber mit der Absicht, dass die Gegenpartei den Ball nicht fangen kann. Als Fehlerpunkte werden gezählt:

- Der Ball berührt die Schnur.
- Der Ball fliegt unter der Schnur hinüber.
- Der Ball wird so weit oder so seitlich geworfen, dass er für die Gegenpartei nicht erreichbar ist.
- Der Ball wird nicht aus der Luft gefangen.

Die Dauer des Spiels hängt von der Belastbarkeit der Teilnehmer ab. Es kann verabredet werden, dass ein Spiel bei 10–15 Fehlerpunkten einer Partei beendet ist. Dies Spiel erfordert eine bereits gute Bewegungserfahrung und Beweglichkeit.

Der Übungsleiter spielt nicht mit.

KAPITEL

23 Zusammenstellung von Übungen nach Körperregionen

Die meisten Übungen wurden bereits in vorstehenden Kapiteln unter deren Gesichtspunkten aufgeführt.

Übungen für die Hände

1 Die Hände leicht schütteln bei unterschiedlicher Armhaltung.

2 Die Finger „spielen Klavier" in der Luft oder auf einer Unterlage (Oberschenkel im Sitzen, Matratze bei Bettlägerigen).

3 Die Hände kreisen locker aus dem Handgelenk ein- und auswärts. Um das Mitkreisen der Unterarme zu vermeiden, hält beim Kreisen einer Hand die andere Hand den Unterarm fest.

4 Die Hände aus dem Handgelenk nach rechts und links sowie nach oben und unten bewegen.

5 Die gestreckten Finger spreizen und schließen.

6 Die Hände zur Faust fest schließen, der Daumen bleibt außen, locker oder straff wieder öffnen.

7 Die Finger spreizen und krallen.

8 Den Fingernagel eines Fingers (nacheinander alle Finger) gegen die Daumenkuppe derselben Hand drücken und wegschnellen.

9 Mit der Fingerspitze (nacheinander alle Finger) um das obere Glied des Daumens derselben Hand kreisen, die Richtung ändern.

10 An der gestreckten Hand den Daumen abspreizen und mit der Zeigefingerspitze der anderen Hand nach außen dehnen. Dann den Daumen gegen den Widerstand des Zeigefingers zurückführen. Nacheinander alle Finger, wobei die Zeigefingerspitze jeweils gegen die Fingerspitze drückt.

11 Die Handflächen vor dem Oberkörper aneinanderlegen. Die Fingerspitzen einer Hand drücken die der anderen Hand hintenüber.

12 Die gespreizten Finger beider Hände mit den Fingerspitzen aneinander legen, die Handflächen sind weit auseinander. Die Fingerspitzen federnd kräftig gegeneinander drücken, sodass beide Hände nach außen gedehnt werden.

13 Die Kuppen von Daumen und kleinem Finger einer Hand aneinander legen. Die drei übrigen Finger gestreckt spreizen im Wechsel mit Beugen.

Übungen für Arme und Schultern

14 Die Arme locker oder schüttelnd in verschiedene Richtungen bewegen.

15 Die Schulter kreist rückwärts und vorwärts.

16 Die Schulter heben und senken.

17 Die Unterarme kreisen vor dem Oberkörper umeinander, dann während des Kreisens die Arme auch leicht vor- und zurückbewegen oder zur Seite und zurückbewegen.

18 Alle möglichen Formen des In-die-Hände-Klatschens:
- Zusammenklatschen der Handfläche und eines Handrückens
- Klatschen mit unterschiedlichen Armhaltungen, klatschen mit einer Hand auf unempfindliche Körperteile

19 Kraulschwimmbewegungen der Arme oder Greifen in alle Richtungen

20 Boxen in alle Richtungen

21 Die Arme in Seithalte. Abwechselnd mit einer Hand auf die gleichseitige oder gegenseitige Schulter tippen, auch beide Hände gleichzeitig.

22 Die Arme in Seithalte. Mit einem Handrücken von unten kommend das gegenseitige Schulterblatt berühren.

23 Vor-, Rück- und Kreisschwünge der Arme seitlich des Körpers, auch mit Ausfall- oder Dreierschritt vor- bzw. rückwärts.

24 Grätschstellung. Seit- und Kreisschwünge der Arme vor dem Körper, auch mit Ausfall- oder Dreierschritt seitlich.

25 Die Hände vor dem Körper falten. Die Arme vor- oder seitwärts schwingen bzw. führen, dabei die gefalteten Hände drehen, sodass in der Vor- oder Seithalte die Handflächen nach außen zeigen. Die Arme wieder zurückschwingen und die Hände dabei zurückdrehen.

26 Die Arme in Seithalte, die Handflächen zeigen nach oben. Aus der Schulter heraus die Arme so drehen, dass wieder die Handflächen nach oben zeigen.

27 Einen Arm gestreckt sehr langsam in verschiedene Richtungen führen und zurück zur Ausgangshaltung. Auch beide Arme gleichzeitig.

28 Die Arme befinden sich in beliebiger Ausgangshaltung. Einige Sekunden die Arme und Hände strecken.

29 Einen oder beide Arme gleichzeitig oder abwechselnd in verschiedene Richtungen aus der Schulter herausziehen. Der Oberkörper geht nicht mit.

30 Trichterkreisen der Arme aus verschiedenen Ausgangshaltungen

31 Die Arme in Seithalte, die Unterarme rechtwinklig anbeugen und senkrecht stellen. Aus dieser Armhaltung die Unterarme nach unten und oben führen.

32 Die Arme in Nackenhalte. Die Ellenbogen mehrmals weit zurückfedern.

33 Aus der Hochhalte des rechten Arms die rechte Hand zwischen die Schulterblätter führen. Die linke Hand kommt von unten der rechten entgegen. Beide Hände versuchen sich zu berühren. Auch gegengleich.

Übungen für die Füße

34 Im Liegen ein Bein aufstellen und den Oberschenkel des anderen Beines auf dem Knie des aufgestellten Beines abstützen. Den „frei schwebenden" Fuß lockern.

35 Den Fuß strecken und anziehen.

36 Der Fuß kreist aus dem Fußgelenk ein- und auswärts.

37 Alle Zehen locker bewegen.

38 Die Zehen krallen und locker lassen. Bei Krampf sofort aufhören.

39 Die Zehen spreizen und schließen.

40 Die aufgestellten Füße von der Ferse zur Spitze und zurück zur Ferse abrollen.

41 Die aufgestellten Füße von der Ferse über die Außenkante zur Spitze abrollen und genauso wieder zur Ferse abrollen.

42 Die Füße zum Ballenstand heben. Beim Senken der Füße diese so drehen, dass die Fersen weit nach außen aufgesetzt werden, während die Ballen den Standort nicht verändern. Die gleiche Bewegung zurück ausführen.

Übungen für Beine und Hüfte

43 In den Knien leicht wippen.

44 Mit der großen Zehe kleine Kreise auf den Boden beschreiben.

45 Grätschstellung. Gewichtsverlagerung auf einem Bein abwechselnd nach rechts und links. Die Knie dabei nicht nach innen verdrehen.

46 Schrittstellung, die Füße leicht nach auswärts aufgestellt. Gewichtsverlagerung abwechselnd nach vorn und hinten.

47 Ein Bein schwingt vor und zurück oder vor dem Körper ein- und auswärts. Der Oberkörper bleibt aufrecht.

48 Ein Bein schwingt um das federnde Standbein mit Auftippen des Fußes über Kreuz vorn und hinten. Der Oberkörper bleibt aufrecht.

49 Das gestreckte Bein vorwärts, rückwärts oder seitwärts spreizen. Der Oberkörper bleibt aufrecht.

50 Trichterkreisen eines gestreckten Beins

51 Auf der vorderen Stuhlhälfte sitzen und seitlich mit den Händen abstützen. Ein Bein aus der Hüfte herausziehen, dabei die Ferse weit vorschieben.

52 Einen Oberschenkel anheben und mit beiden Händen halten. Der Unterschenkel wippt locker auf und ab.

53 Einen Oberschenkel anheben und mit beiden Händen halten. Der Unterschenkel kreist.

54 Ein Knie anheben, das Bein strecken und wieder beugen, absetzen.

55 Ein Knie anheben, das Beim strecken und absetzen. Das gestreckte Bein wieder anheben, beugen und absetzen.

56 Die rechte Fußsohle an die Innenseite des linken Knies legen.

57 Einen Oberschenkel anheben, mit beiden Händen fassen und zum Rumpf ziehen, der Rücken bleibt aufrecht.

58 Im Stand ein Knie, im Sitz mit Abstützen der Hände beide Knie, anheben und nach rechts und links führen.

59 Rad fahren vor- und rückwärts mit einem Bein. Im Sitzen und Liegen auch mit beiden Beinen.

Übungen für Rumpf und Wirbelsäule

60 Aufrechte Haltung. Den Kopf aus dem Schultergürtel nach oben recken, dabei den Kopf nicht nach vorn oder hinten neigen.

61 Aufrechte Haltung. Den Kopf nach rechts und links drehen.

62 Aufrechte Haltung. Den Kopf so weit wie möglich zur Seite drehen, dort nach unten beugen, wieder aufrichten und zurück.

63 Aufrechte Haltung. Den Kopf nach rechts und links neigen.

64 Aufrechte Haltung. Den Kopf nach rechts neigen und die rechte Hand von oben kommend auf das linke Ohr legen. Kurze Zeit die Dehnung durch den Druck der Hand auf dem Ohr spüren, dann den Kopf gegen den Druck der Hand wieder aufrichten.

65 Den Rumpf Wirbel für Wirbel nach vorn beugen und genauso wieder aufrichten.

66 Auf der vorderen Stuhlhälfte sitzen, den Rücken anlehnen, wenn nötig mit den Händen am Stuhl abstützen. Beide Knie anheben, halten, wieder senken und die Füße mit den Zehenspitzen zuerst langsam wieder aufsetzen. Je langsamer die Ausführung dieser Übung ist, umso wirksamer. Vorsicht, Pressatmung.

67 Auf der vorderen Stuhlhälfte sitzen, die Beine nach vorn strecken, die Fersen sind aufgestellt. Ohne den Kopf fallen zu lassen beide Hände mit leichter Berührung der Beine zu den Füßen führen und wieder aufrichten.

68 Auf der vorderen Hälfte des Stuhls sitzen, die Beine leicht grätschen. Der gestreckte Oberkörper – die Wirbelsäule bleibt gerade – bewegt sich vor und zurück, von rechts nach links oder kreist. Das Gesäß dabei nicht abheben, nur die Gewichtsverlagerung während der Bewegung ist zu spüren. Während der Bewegung Pausen einlegen, d. h. den Oberkörper in extremen Stellungen kurz halten (weiteratmen).

69 Arme in Seithalte. Ohne Anheben des Gesäßes den Oberkörper nach rechts und links verschieben.

70 Leichte Grätschstellung. Mit dem Ellenbogen des gebeugten Arms (oder Arme in Nackenhalte) abwechselnd rechts und links das gleichseitige Knie, dann auch das gegenseitige berühren. Die Bewegung kann im Sitzen mit feststehenden Füßen, im Sitzen und Liegen mit dem, dem Ellenbogen entgegenkommenden Knie ausgeführt werden. Nach jeder Knie-Ellenbogen-Berührung den Oberkörper aufrichten bzw. legen.

71 Die Arme in Seithalte. Abwechselnd eine Gesäßhälfte abheben mit möglichst geringer Schaukelbewegung des Oberkörpers. Die Füße heben dabei vom Boden ab.

72 Grätschstellung. Die Fingerspitzen beider Hände liegen locker auf der gleichseitigen Schulter. Ein Arm fällt seitwärts hinunter mit Seitbeugung der Wirbelsäule. Im Stehen dabei nicht mit der Hüfte zur Gegenseite ausweichen.

73 Grätschstellung. Die Wirbelsäule dreht sich mehrmals nach rechts und links, wobei die locker herabhängenden Arme nach rechts und links pendeln.

74 Mit Drehung der Wirbelsäule fassen beide Hände zusammen, abwechselnd an die rechte und linke Seite des Sitzes, im Stand und Langsitz an die rechte und linke Seite der Hüfte.

75 Die Arme in Seithalte oder Nackenhalte oder die Hände an die Hüfte. Der Oberkörper dreht weit zur Seite, das Becken dreht nicht mit. Der Kopf dreht mit oder bleibt nach vorn gerichtet.

Literatur

Appell H-J, Stang-Voss C. Funktionelle Anatomie. Grundlagen sportlicher Leistung und Bewegung. Springer-Verlag, 4. Aufl. 2008. s.l.

Dreher-Edelmann G. Gymnastik für die Wirbelsäule. 10-Minuten-Programme, 7 Übungen für jeden Tag, Übungen für 30 Tage. Urban & Fischer, 2., überarbeitete und erweiterte Aufl. 1999.

Dutzi I et al. Therapie bei Demenz. Körperliches Training bei Menschen mit Demenz (Schriftenreihe der Baden-Württemberg Stiftung, Nr. 74). Baden-Württemberg Stiftung gGmbH 2014.

Fleiner T et al. Structured physical exercise improves neuropsychiatric symptoms in acute dementia care: a hospital-based RCT. Alzheimer's research & therapy; 2017, 9(1): 68.

Froböse I, Wilke C, Alles T (Hrsg.). Training in der Therapie. Grundlagen. Elsevier/Urban & Fischer, 4. Aufl. 2015.

Geuter G, Hollederer A. Handbuch Bewegungsförderung und Gesundheit. Verlag Hans Huber 2012.

Graf C, Foitschik T, Lagerstrøm D, Quilling E (Hrsg.) Sport- und Bewegungstherapie bei inneren Krankheiten. Lehrbuch für Sportlehrer, Übungsleiter, Physiotherapeuten und Sportmediziner. Deutscher Ärzte-Verlag, 4., vollständig überarbeitete Aufl. 2014.

Hollmann W, Strüder H K. Sportmedizin. Grundlagen für körperliche Aktivität, Training und Präventivmedizin. Schattauer GmbH Verlag für Medizin und Naturwissenschaften, Orthopädie, Sportmedizin, 5. Aufl. 2009.

Keller C, Menche N. (Hrsg.). Pflegen – Gesundheits- und Krankheitslehre. Elsevier/Urban & Fischer 2017.

Reimers C, Knapp G, Tettenborn B. Einfluss körperliche Aktivität auf die Kognition. Ist körperliche Aktivität Demenz-präventiv? Aktuelle Neurologie; 2012, 39(06): 276–91.

Schäufele M et al. Primärprävention von Mobilitätseinschränkungen bei Menschen mit Demenz in Pflegeheimen. Gesundheitswesen; 2015, 77(19). 105–6.

Schneidrzik W E J. Älter werden – na und? Der Gesundheits-Ratgeber für Senioren. 4., überarbeitete Aufl. 2000. Elsevier/Urban & Fischer 2000.

Weineck J. Optimales Training. Leistungsphysiologische Trainingslehre unter besonderer Berücksichtigung des Kinder- und Jugendtrainings. Spitta, 16., durchgesehene Aufl. 2010.

Yang N-P et al. Relationship between muscle strength and fall episodes among the elderly: the Yilan study, Taiwan. BMC geriatrics; 2018, 18(1): 90.

Zentralinstitut für Seelische Gesundheit, Schäufele M. Erhaltung und Förderung von Mobilität, Sicherheit und anderen Komponenten der Lebensqualität bei Menschen mit Demenz: eine Evaluationsstudie zur Primärprävention in Pflegeheimen. Schlussbericht zum Projekt. Projektdauer: 01.10.2007 bis 31.12.2010.

Register